深圳市公立医院项目集群化修缮与管理

梅 洁 符 翔 主编

中国建筑工业出版社

图书在版编目（CIP）数据

深圳市公立医院项目集群化修缮与管理 / 梅洁，符翔主编 . —— 北京：中国建筑工业出版社，2024.12.
ISBN 978-7-112-30567-4

Ⅰ . R197.3；TU746.3

中国国家版本馆 CIP 数据核字第 2024F0L213 号

目前我国建筑修缮占建筑市场总量的比例还比较低，建筑修缮市场还存在修缮工程单个项目体量小，无法形成规模效益，以及技术支持力量和管理能力较薄弱，服务水平比较低下等问题。

本书结合深圳市属公立医院医疗公共空间修缮工程项目，对医院既有建筑修缮工程的特点进行了深入的调研分析，对于管理模式、流程等方面的探索和尝试，以及建设过程中的思考、做法和经验教训进行了总结，希望起到抛砖引玉的作用，为修缮行业的体系的完善、服务水平的提高做出贡献。

责任编辑：刘婷婷　张　晶
责任校对：赵　力

深圳市公立医院项目集群化修缮与管理
梅　洁　符　翔　主编

*

中国建筑工业出版社出版、发行（北京海淀三里河路9号）
各地新华书店、建筑书店经销
北京光大印艺文化发展有限公司制版
建工社（河北）印刷有限公司印刷

*

开本：787毫米×1092毫米　1/16　印张：9¾　字数：157千字
2024年12月第一版　　2024年12月第一次印刷
定价：120.00元
ISBN 978-7-112-30567-4
（43799）

版权所有　翻印必究
如有内容及印装质量问题，请与本社读者服务中心联系
电话：（010）58337283　　QQ：2885381756
（地址：北京海淀三里河路9号中国建筑工业出版社604室　邮政编码：100037）

参编单位及人员名单

深圳市建筑工务署工程管理中心：
    梅洁、符翔、张文辉、李雯蕾、薛文胜

重庆赛迪工程咨询有限公司：
    付光平、杨斌、朱宝光、刘晗、罗彩霞

中国华西企业有限公司：
    龙绍章、潘福春、马超兵、刘勇、韩飞龙

奥意建筑工程设计有限公司：
    陈晓然、何花、陈文杰

深圳市华夏工程顾问有限公司：
    陈泽鑫

前言

改革开放40余年来，我国建筑业得到了飞速发展，建设了大批居住建筑、公共建筑。截至2018年底，我国既有建筑总量为601亿平方米，其中既有公共建筑总面积已达124亿平方米（数据引自2020年第17期《建筑》）。在建筑业新建市场日趋萎缩的情况下，以旧建筑为主要对象的建筑修缮业有望成为"朝阳产业"，其所占市场的份额将不断扩大，成为传统产业中带动经济发展的一个新的经济增长点。据估计，我国每年有20亿平方米左右的既有建筑修缮，不足建筑市场总量的50%，相比发达国家建筑修缮已占建筑市场总量的70%～80%的体量而言，我国建筑修缮占建筑市场总量的比例还比较低。建筑修缮市场目前存在以下问题：修缮工程单个项目体量小，无法形成规模效益，难以吸引有实力的承包商，导致修缮市场具有技术支撑能力的产业链尚未形成，技术支持力量和管理能力较薄弱，服务水平比较低下。建筑修缮行业需要产业链的整合平台，从而建立完善的服务体系。

在深圳市属公立医院医疗公共空间修缮工程项目建设过程中，由深圳市建筑工务署、重庆赛迪工程咨询有限公司、中国华西企业有限公司、奥意建筑工程设计有限公司、深圳市华夏工程顾问有限公司等单位的相关人员组建的项目团队，对医院既有建筑修缮工程的特点进行了深入的调研分析，在管理模式、流程等方面进行了多项探索和尝试，取得了较好的修缮效果，获得了使用单位的积极评价和良好的社会反响。项目团队对建设过程中的思考、做法以及经验教训进行了总结，形成本书，希望起到抛砖引玉的作用，为修缮行业的体系的完善、服务水平的提高做出贡献。

本书由梅洁、符翔主编，付光平、龙绍章、潘福春参与了策划工作，张文辉、李雯蕾、杨斌、马超兵、陈晓然、罗彩霞作为副主编参与具体章节的编写和整理工作。朱宝光、薛文胜、刘晗、韩飞龙、何花、陈泽鑫、陈文杰、郑玉亮等作为参编人员，为本书的形成做出了积极的贡献。

由于编者水平有限，加之时间较为仓促，书中难免有错漏之处，敬请批评指正。

梅 洁

2024 年 8 月

目录

第一篇 概述篇

第1章 项目背景与修缮集群化管理概述 ... 3
- 1.1 项目背景 ... 3
- 1.2 项目修缮总原则和区域 ... 4
- 1.3 修缮项目概念 ... 4
  - 1.3.1 修缮项目定义 ... 4
  - 1.3.2 修缮项目特点 ... 5
- 1.4 项目集群化管理概念 ... 5
  - 1.4.1 集群化管理定义 ... 5
  - 1.4.2 集群化管理特点 ... 6
  - 1.4.3 集群化管理优势与风险分析 ... 8

第二篇 修缮篇

第2章 项目修缮前期准备 ... 13
- 2.1 资料收集 ... 13
- 2.2 实施阶段修缮需求统计与问题分析 ... 16
  - 2.2.1 修缮需求统计 ... 16
  - 2.2.2 问题分析 ... 17
- 2.3 修缮原则 ... 24

  2.3.1 修缮项目范围原则 24
  2.3.2 修缮项目设计原则 25
  2.3.3 修缮项目限额原则 25
  2.3.4 修缮项目材料选用原则 26
  2.3.5 满足规范的原则 26
 2.4 修缮项目重点难点分析 26
  2.4.1 设计重点难点分析 26
  2.4.2 施工重点难点分析 27
  2.4.3 投资控制重点难点分析 28
 2.5 修缮管理目标与管理模式确定 29
  2.5.1 修缮管理目标确定 29
  2.5.2 修缮管理模式确定 29
 2.6 参建单位选择 30

第3章 项目修缮前期统筹策划 31

 3.1 修缮内容与修缮方案 31
  3.1.1 修缮内容 31
  3.1.2 修缮方案 31
 3.2 修缮质量验收标准 33
 3.3 修缮策划 33
  3.3.1 组织策划 33
  3.3.2 招标策划 36
  3.3.3 管理策划 37
  3.3.4 分院策划、一院一策 45

第4章 项目修缮 50

 4.1 修缮项目二次踏勘 50
  4.1.1 集中部署，分批调研修缮需求 50
  4.1.2 基础资料收集 50

目　录

	4.1.3　修缮需求统计汇总	50
4.2	修缮项目设计	52
	4.2.1　修缮项目方案设计	52
	4.2.2　修缮项目初步设计	58
	4.2.3　修缮项目施工图设计	59
	4.2.4　修缮项目深化设计	60
4.3	修缮项目施工	62
	4.3.1　施工前期准备	62
	4.3.2　各医院修缮施工	65
4.4	修缮项目验收	82
	4.4.1　过程验收	82
	4.4.2　竣工验收	83
4.5	项目质量回访制度	83
	4.5.1　深圳市儿童医院回访	84
	4.5.2　深圳市人民医院回访	84
4.6	修缮项目管理	84
	4.6.1　集群化进度管理	84
	4.6.2　集群化质量管理	90
	4.6.3　集群化投资管理	97
	4.6.4　集群化安全管理	101
	4.6.5　集群化防疫管理	107
	4.6.6　集群化采购管理	108
	4.6.7　集群化变更管理	109
4.7	案例：深圳市第二人民医院修缮	110
	4.7.1　修缮流程	110
	4.7.2　方案设计	111
	4.7.3　施工方案	115
	4.7.4　施工准备工作	119
	4.7.5　各批次施工	124
	4.7.6　验收及移交	125

第三篇 后评价篇

第 5 章 项目修缮总结与思考 131

5.1 总结 131

5.1.1 集群化管理 + 全过程咨询 +EPC 的管理模式 132
5.1.2 设计师负责制的探索实践 132
5.1.3 集群化管理的高效推进 132
5.1.4 集群化便于吸引优秀承包单位 133
5.1.5 集群化便于统一标准、快速推进 133

5.2 思考 133

5.2.1 集群化项目前期工作、后期验收相对困难 133
5.2.2 集群化进度、质量、安全风险放大 134
5.2.3 修缮原则与期望之间的矛盾 134
5.2.4 修缮工程 EPC 模式的投资控制风险 134

第 6 章 小结 136

附录 A 修缮项目现场图片 137

附录 B 修缮项目参建单位荣誉 141

参考文献 143

第一篇 概述篇

第1章 项目背景与修缮集群化管理概述

1.1 项目背景

《深圳市人民政府关于深化医药卫生体制改革建设卫生强市的实施意见》（深府〔2016〕14号）提出："到2020年，全面建成卫生强市，医疗卫生高地初步形成。建立与深圳经济社会发展水平相适应、与市民医疗健康需求相匹配，布局合理、分工明确、功能互补、密切协作的医疗卫生服务体系。到2025年，国际化医疗中心初步建成，健康深圳建设成效显著。推动医疗卫生服务国际化。"《深圳市推进高水平医院建设实施方案（2020—2025年）》提出："专项经费重点用于学科建设、人才引进和培养、教学科研平台建设、信息化建设、高端医疗设备配置、小型修缮或改造工程等。"

为全面提升市属医院形象，改善就医环境，2019年10月，深圳市提出对现有市属公立医院室内墙裙等开展修缮。2020年3月17日，深圳市卫生健康委员会向市政府报送了《关于市属公立医院医疗公共空间修缮工程项目相关事宜的请示》，提出拟参考目前正在施工的深圳市第二儿童医院、深圳市新华医院以及已建成的南山区人民医院、深圳市人民医院内科楼等项目的建设标准，对市属公立医院门诊楼和住院楼医疗公共空间区域（含部分病房）的墙面、地面、电梯进行修缮。

深圳市市属大部分公立医院已运营了十几年之久，深圳市人民医院、深圳市第二人民医院、北大深圳医院等时间更久，医院建筑均出现了不同程度的墙面渗水和地面损坏等情况，特别是门诊楼和住院楼的公共空间区域，影响医院正常运营和患者就医体验，存在安全隐患，与深圳市创建先行示范区、建设国际化现代化医院定位不符，亟待改造修缮。

2020年3月20日，深圳市市属公立医院医疗公共空间修缮工程项目（以下简称"本项目"）立项通过。

1.2 项目修缮总原则和区域

为了快速提升医院形象，改善就医环境，同时减少对医院运营的影响，经市卫生健康委员会会同市建筑工务署实地踏勘，并结合各医院及各审批部门意见，本项目拟定修缮原则为：（1）主要进行表面修缮，不影响主体结构，不涉及原机电系统，不涉及平面布局调整；（2）项目实施便于施工组织，减少对医院运营及患者正常就医的影响；（3）施工难度低、工期尽量短、见效快，修缮后能大幅改善医院就医环境；（4）便于统一修缮，不与医院其他项目重叠和相互影响。

本项目拟定修缮范围为9家市属公立医院医疗公共空间区域，包括：（1）墙面。墙面存在不同程度的损坏、脱落和受潮，影响就医环境；（2）地面。医院人流密集、承载量大，地面磨损率高，地面缺损、碎裂，影响市民看病就医；（3）顶棚。对确有问题的顶棚进行修缮，但不涉及机电系统；（4）电梯。电梯满负荷运载，超期运行，年久失修，易发生电梯安全事故。

综上，本项目定位主要为公立医院集群化建筑装饰修缮项目，由深圳市建筑工务署统一组织实施，过程中在不违反修缮原则的基础上，尽可能与医院一起共同对修缮施工发现的原建筑机电问题隐患进行解决。

1.3 修缮项目概念

1.3.1 修缮项目定义

建筑修缮项目是指各类建筑主体由于使用时间较长、设施设备老化、功能不全、存在安全隐患等原因，无法满足正常使用要求，从而在原项目红线范围内，以基本不增加房屋建筑面积和不改变建筑主体结构为主要特征，通过对原房屋进行修理、修缮以达到消除安全隐患、恢复和完善使用功能为主要目标的工程。

1.3.2 修缮项目特点

（1）工程体量不大、涉及专业较多、工程内容繁杂无序

修缮项目一般需要对整栋建筑进行修缮，项目的修缮面积可达几千平方米甚至更大，对施工单位的要求较高，在项目前期需要开展大量的调研、准备工作。同时，修缮项目即使是装饰修缮项目，往往涉及原结构、给水排水、暖通和电气等多个专业的综合分析，各个专业之间需要互相配合、交叉作业，项目实施起来相对复杂，要求有一定的技术能力与专业力量。

（2）工程不可预见性大，进度、成本不易控制

由于修缮项目是在原有建筑的基础上进行施工，需要对建筑原始的设计参数、后续维修内容、建筑内部结构、管线的位置与走向等内容进行确认，为后续的工程设计提供依据。在修缮工程施工方案设计之初，尤其是对老旧建筑进行的修缮设计，往往会因为老旧建筑设计图的缺失，无法掌握建筑真实状况，从而出现设计图纸不够准确，对一些隐蔽工程预估不到位等情况出现，导致修缮项目施工过程中，工程的不可预见性大大增加。此外，由于项目体量大，其抗风险能力较弱，一旦发生施工图纸与现场实际情况不符等情况，就需要进行设计变更，项目的进度与成本的控制必然会受到影响，为项目管理增加了难度。

（3）受用户影响大，作业受限制

在修缮工程进行中，通常会因为各种原因，使建筑用户无法完全将房屋腾空，这就导致了在施工作业时作业面大大减小，同时，受空间限制，施工机械的利用率也随之降低，对工程的进度造成了一定影响。项目修缮过程中可能会面临建筑正常使用的需求，在人员密集场所需提高安全意识、降低施工噪声、减少环境污染，以实现安全文明施工目标。此外，在施工作业的过程中还要对房间内的物品进行适当的搬运与保护，防止因施工导致物品损坏，大大增加了成品保护等不必要的施工成本。

1.4 项目集群化管理概念

1.4.1 集群化管理定义

项目集群化管理是一种比较新颖的管理方法，不同国家的组织、机构和学

者对其认识存在差异，因而对工程项目集群化管理赋予了不同的定义，具体如表 1.4-1 所示。

项目集群化管理定义　　　　　　　　表 1.4-1

国家	管理组织或学术团队	定义
美国	Project Management Institute（PMI）	通过对相互关联的多个项目进行集群管理，获得整体效益更优
英国	Central Computer and Telecommunications Agency（CCTA）	对类似项目并行管理，使公司在工程建造方面取得战略性价值
英国	Thiry	将多个项目共同运作，有目的性地集合，实现战略性和战术性利益
英国	Ferns	以协调的方式对相似项目进行集群管理，获得比子项目管理之和更大的利益
英国	Turner	在实现"1+1＞2"的管理功能基础上，涉及项目之间界面的管理、资源优化配置以及项目与组织目标的平衡
中国	王祎望	对现有及即将展开项目进行集中管理，基于组织的战略层面，建立共同目标体系，使组织内外环境相关联，最终实现"1+1＞2"的管理功能
中国	傅道春	项目群管理是为实现建设单位的目标，建设单位对多个相互关联的项目进行协同管理，关注的重点是单位收益最大化

通过梳理国内外相关典型内涵，本书所提及的项目集群化管理由基础的项目管理延伸而来，聚焦于工程项目层面而非企业战略的项目组合层面。总体而言，项目集群化管理是将多个项目进行组合管理，以实现资源共享、风险共担、效益共赢的目标。这种管理方法通过将具有相似或相关联的项目进行组合，形成项目群，以提高组织的资源利用效率、降低项目成本、缩短项目周期，从而实现组织绩效和效率的提升。

1.4.2　集群化管理特点

逻辑上的联系并不是构成项目群的必要条件，项目群中一个项目的进度滞后可能影响到另一个项目，如著名的阿波罗计划项目；也可能不会影响到另一个项目，项目间仅存在相似的属性或共同的目标，如南水北调工程的各条主线工程。对项目群统筹进行策划，采取集中式的组织、协同管理，以达到项目集群超越单体项目的战略目标和收益，是项目集群化管理的实质。

（1）统一的战略目标

项目集群化管理拥有一个明确的战略目标。组成项目群的多个项目虽然各自拥有具体目标，但总体上都是为项目群的统一战略目标服务。例如，南水北调工程的东、中、西线工程项目都是为了解决中国北方水资源短缺这个总目标的。不具有统一战略目标的多个项目只能算作项目组合（Project Portfolio），而不能称为项目集群。因此，在项目集群化管理中不应该出现各个子项目目标顺利完成后，总体目标却支离破碎的结果。

（2）统一配置资源

项目集群化管理可使项目集群通过协调统一管理获取单个项目管理时无法取得的效益，并增强相互间联系的项目的控制能力。项目集群化管理需做到在项目间共享组织资源的同时，能迅捷地进行项目之间的资源调配以及系统化地对资源进行合理分配。对于项目集群来说，因为具有统一的目标，同一资源可能同时或先后被多个项目使用。这就需要在合理配置单个项目资源的基础上，在不同项目之间，从项目集群的系统角度出发合理调配资源。

（3）动态开放性

项目群架构是动态的。随着环境条件的变化，需要通过对所处环境、历史状态以及日常状态进行调查和搜集，从而把握环境的条件信息；并通过预测的方法，尽量多地预判环境条件的未来状态。工程系统不可能是封闭系统，项目不仅要不断地与外界环境进行物质和能量的交换，更重要的是信息流的交换。特别在当前，项目的整体外延愈发广阔，处在瞬息万变、动态开放的外界环境格局中，只有保持工程项目的组织集群动态开放的态势，才能与发展的潮流相顺应。管理的动态性是指项目管理的状态不是一成不变的，它必须随着工程系统内外部环境的变化而不断调整，并使自身具有很强的应变性和足够的柔韧性，以保证顺时顺势的工程组织；开放性是指全方位开放状的组织集群的运行态势，可以随时和外界进行物质、信息、知识等交换，有效地支持整个工程组织集群系统运转。

（4）大量协调工作

项目群建设具有投资总额较多、规模较大、参与方众多、实施过程中的交互性强等特点，因此，在建设过程中，需要投入大量的人力物力，组织人员之间的协调分配，管理难度较大。此外，子项目与子项目之间以及子项目内部的协调管理也使得协调工作量明显增加。以上特征在不同维度都增加了工程项目集群化管理的难度。

1.4.3 集群化管理优势与风险分析

在当今高度竞争和动态变化的环境中，组织如何提高绩效和效率已成为企业持续发展的关键。项目集群化管理作为一种创新性的管理方法，通过将多个项目进行优化组合，实现资源共享和协同效应，为组织提供了提升绩效和效率的有效途径。

1. 项目集群化管理优势

（1）资源共享：项目集群化管理可将多个项目的资源进行共享，从而提高资源的利用效率，降低项目成本。

（2）风险共担：将多个项目进行组合管理，可以分散风险，减少单个项目的风险压力。

（3）效益共赢：项目集群化管理可以通过资源共享和风险共担，实现项目之间的协同效应，从而实现组织绩效和效率的提升。

（4）知识经验共享：通过对多个项目的经验教训进行总结和分享，可以促进组织的知识积累和经验传承。

2. 项目集群化管理应用领域

（1）大型复杂项目：对于涉及多领域、多部门的复杂项目，可以通过项目集群化管理，实现跨部门、跨领域的资源共享和协同效应。

（2）短期项目：对于时间紧迫、需要快速完成的项目，可以通过项目集群化管理，集中优势资源，提高项目的推进速度。

（3）相似项目：对于具有相似任务或目标的多个项目，可以通过项目集群化管理，实现经验教训的共享和资源的优化配置。

3. 集群化管理风险分析

（1）集群化管理风险

①项目协调难度大：由于项目之间存在相互影响和依赖关系，协调和管理难度加大。

②资源冲突问题：由于资源共享，可能会出现资源使用冲突的情况，如人力资源、设备资源等。

③项目风险管理：将多个项目进行组合管理后，风险也相应增加，需要对风险进行有效识别和管理。

④组织文化冲突：不同项目可能存在不同的组织文化和管理风格，可能引发冲突和合作障碍。

（2）风险应对措施

为应对以上挑战，可采取以下解决方案。

①建立有效的沟通机制：加强项目组之间的沟通与协作，确保信息畅通、互相支持。

②制定资源分配策略：根据项目的优先级和紧急性，制定合理的资源分配策略，避免资源冲突。

③加强风险管理：对项目集群进行风险评估和预测，制定相应的风险应对策略和预案措施。

④统一组织文化：在项目集群内部形成共同的组织文化和价值观，加强团队建设，促进文化融合。

⑤培养项目管理人才：通过培训和选拔，培养具备项目管理知识和团队协作能力的项目管理人才，以应对项目集群化管理的挑战。

第二篇 修缮篇

第 2 章 项目修缮前期准备

2.1 资料收集

本项目前期调研工作采集的各医疗机构所需修缮建筑的竣工时间跨度为 1983 年至 2017 年，整体跨度较大，大部分建筑使用已超过 10 年，其中 8 家医院的建筑使用已超过 20 年。具体信息见表 2.1-1。

本项目相关市属医疗机构概况　　　　表 2.1-1

序号	医院名称	医院等级	成立时间（年份）	医院定位
1	深圳市人民医院	三级甲等	1946	深圳市最大的现代化综合性医院
2	深圳市第二人民医院	三级甲等	1985	集医疗、教学、科研、康复、预防保健和健康教育于一体的现代化综合性医院
3	深圳市第三人民医院	三级甲等	2010	大型现代化"强专科、大综合"的三级甲等传染病专科研究型医院
4	深圳市儿童医院	三级甲等	1998	集医疗、保健、科研、教学于一体的现代化综合性儿童医院和儿科急救中心
5	北京大学深圳医院	三级甲等	1999	集医疗、教学、科研、预防和保健于一体的现代化三级甲等综合性公立医院
6	香港大学深圳医院	三级甲等	2012	由深圳市政府全额投资并引进香港大学现代化管理模式的大型综合性公立医院
7	深圳市康宁医院（罗湖院区）	三级甲等	1992	深圳市唯一一家集预防、医疗、康复、科研、教学于一体的公立三级甲等精神病专科医院
8	南方医科大学深圳医院	三级甲等	2015	集医疗、教学、科研于一体，致力于打造深圳西部地区医疗标杆医院，切实履行"大病不出深圳"的名院职责

续表

序号	医院名称	医院等级	成立时间（年份）	医院定位
9	深圳市妇幼保健院（福强院区）	三级甲等	1985	集妇幼保健、医疗、预防、科研、教学于一体的三级甲等妇幼保健院
10	深圳市中医院	三级甲等	1992	集医疗、教学、科研、预防、保健、康复于一体的大型综合性三级甲等中医医院
11	深圳市眼科医院	二级甲等	1983	集医疗、教学、科研于一体的现代化眼病防治专科医院
12	深圳市职业病防治院	—	2005	集职业病防治、职业卫生技术服务（含放射防护）、职业病诊断和治疗、化学中毒与核辐射医疗救治、职业康复于一体的科、教、研公共卫生机构
13	中国医学科学院肿瘤医院深圳医院	三级甲等	2017	经原国家卫生计生委批准，由中国医学科学院肿瘤医院（国家癌症中心）和深圳市政府联合创办的一所肿瘤专科医院
14	中国医学科学院阜外医院深圳医院	三级甲等	2017	深圳市唯一一所市属公立心血管专科医院；立足发展优势学科、细化心血管疾病亚专科，打造世界一流水平的心血管专科医院
15	中山大学附属第七医院	三级甲等	2018	由深圳市政府投资建设、中山大学运营管理的直属附属医院
16	深圳市萨米医疗中心	三级	2017	公立综合性医院，直属于深圳市卫生健康委员会，按照三级综合医院标准建设
17	深圳大学总医院	三级甲等	2017	由深圳市人民政府全额投资兴建，定位为集医疗、教学、科研和健康管理于一体的国际知名、国内一流的研究型医院，是深圳大学第一所直属附属医院
18	深圳市人民医院龙华分院	三级甲等	2004	深圳市人民医院为了满足关外居民的健康需求，解决关外居民就医看病难的问题，在宝安区龙华镇投资兴建的一所非营利性的公立医院
19	深圳市慢性病防治中心	—	1989	由原深圳市皮肤病防治研究所和肺部疾病防治研究所合并而成；是原深圳市卫生计生委直属慢性病防治机构，也是全市公共卫生体系的重要组成部分，主要承担全市慢性传染性疾病和慢性非传染性疾病的预防与控制工作

通过对表 2.1-1 中的市属医院医疗公共空间的实地调研，初步梳理出存在的现状问题如表 2.1-2 所示。

现状问题汇总　　　　　表 2.1-2

建筑部位	现状	成因	影响	建议
顶棚	霉变	防水层破坏或设备层漏水加速材料老化，导致发霉、变形、脱落等	降低空气质量	结合现状成因，建议顶棚修缮工程宜与防水层维护、设备层修补工作同时开展
顶棚	锈蚀		影响美观	
顶棚	破损		影响美观、存在安全隐患	
顶棚	脱落		影响美观、存在安全隐患	
地面	地胶起鼓	管线漏水导致材料基层受到腐蚀，或材料本身不适应使用环境，存在加速老化、过度疲劳、腐蚀等现象	影响美观、使用不便	修补基层后，根据实际使用需求更换铺装材料
地面	地板破损			
地面	地砖碎裂			
墙面	霉变	内部管线漏水及防水层破坏，或材料本身性能不佳，无法适应气候环境	降低空气质量	根据现状成因，建议选择防霉、防腐材料，并结合管线露点同时修缮
墙面	脱料		影响美观	
墙面	粉化		存在安全隐患	
电梯	故障率高	材料疲劳、设备老化及技术滞后	存在安全隐患	翻新内外装修，更换老旧设备
电梯	运行效率低		使用不便	
电梯	装修破损		影响美观	

2.2 实施阶段修缮需求统计与问题分析

2.2.1 修缮需求统计

本项目于 2020 年 6 月通过立项审批，8 月移交深圳市建筑工务署组织实施，9 月陆续完成造价咨询、全资（监理）及 EPC 单位招标，同时组织参建单位进行需求调研及方案研究，如表 2.2-1 所示。

×××医院修缮工程调研对比表　　　　表 2.2-1

项目	材料名称	区域	主要部位	单位	批复工程量	调研工程量	备注
墙面修缮	树脂护墙板	大厅、走廊公共区域					
		病房、诊室区域					
	瓷砖	前室区域					
	水性抗菌釉面漆	大厅、走廊公共区域					
		病房、诊室区域					
	无机涂料	楼梯间区域					
地面修缮	胶地面	大厅、走廊公共区域					
		病房、诊室区域					
顶棚修缮	无机涂料	楼梯间区域					
	铝扣板	大厅、走廊公共区域					
		病房、诊室区域					
		前室区域					
卫生间修缮	更换洗手台	卫生间					
电梯更换							
合计							

项目团队在调研完成各家医院的修缮部位后，按空间对问题进行分类汇总，9 家医院的修缮面积统计如表 2.2-2 所示。

市属公立医院医疗公共空间修缮面积统计　　表 2.2-2

序号	项目名称	墙面（m²）	地面（m²）	顶棚（m²）
1	深圳市人民医院	42180	27966	15176
2	深圳市第二人民医院	89014	35030	28479
3	深圳市第三人民医院	45607	11027	6388
4	深圳市儿童医院	21390	32699	8471
5	北京大学深圳医院	19651	51371	—
6	香港大学深圳医院	20514	27842	—
7	深圳市康宁医院（罗湖院区）	18984	11530	8998
8	南方医科大学深圳医院	—	820	—
9	深圳市妇幼保健院（福强院区）	8820	1669	1735
	合　计	266160	199954	69247

2.2.2 问题分析

根据修缮需求统计及汇总情况，对相关问题分析如下。

1. 既有顶棚问题分析

1）顶棚现状

无吊顶的露明顶棚出现涂料脱落、污染、发霉等现象，部分区域伴随顶棚面层抹灰开裂现象；吊顶顶棚出现材料变形、发霉、侵蚀等现象，部分区域吊顶的结构连接件出现弯曲变形，存在坠落等安全隐患，如表 2.2-3 所示。

2）问题分析

（1）深圳气候潮湿，室内空气湿度大。长期处于潮湿且通风不良环境中的石膏材质顶棚吊顶面板易出现发霉和受潮变形的现象；长期处于潮湿且通风不良环境中的金属材质顶棚吊顶面板易出现锈蚀的现象。

（2）屋面、外墙防水层破损，导致室外雨水下渗，继而影响结构层下方的顶棚吊顶。

(3)吊顶上方的设备管线老化,出现如空调管道破损、送风口及回风口破损、空调送风管保温层老化等情况,导致设备或管道结露和漏水,对其下方的吊顶构件造成影响,从而使吊顶的面板出现发霉、穿孔等现象。

(4)传统轻钢龙骨纸面石膏板吊顶开裂、变形、塌陷。

(5)使用过程中风管保温被破坏、老化,出现冷凝水管积垢堵塞、冷凝水管原有坡度被破坏等现象,导致冷凝水泄漏破坏顶棚。

部分市属公立医院顶棚现状示例　　　表 2.2-3

医院名称	顶棚现状图	
深圳市人民医院	变形(门诊走廊顶棚)	发霉(外科楼体检科顶棚)
深圳市第二人民医院	面层脱落(门诊楼3楼2号电梯厅顶棚)	发霉(门诊楼顶棚)
深圳市第三人民医院	面层脱落(A栋6楼顶棚)	发霉(内科2楼走廊)

2. 既有地面问题分析

1）卷材、瓷砖（石材）地面

（1）现状

卷材地面出现脱落、破损、开裂、起鼓等现象；瓷砖（石材）地面出现材料变形、碎裂等现象。如表 2.2-4 所示。

部分市属公立医院地面现状示例　　　　表 2.2-4

医院名称	地面现状图	
深圳市人民医院	起鼓（外科楼地面）	面层开裂（外科楼地面）
深圳市第二人民医院	面层脱色（门诊楼地面）	面层污损（门诊楼顶棚）
深圳市第三人民医院	污染变色（D栋4楼更衣室卷材地面）	污染变色（A栋1楼电梯厅水磨石地面）

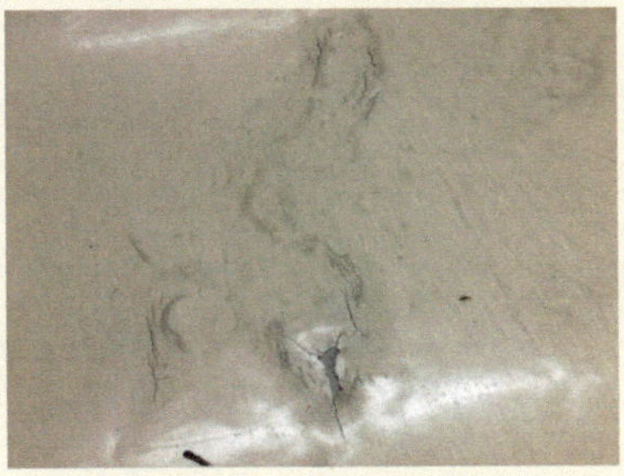

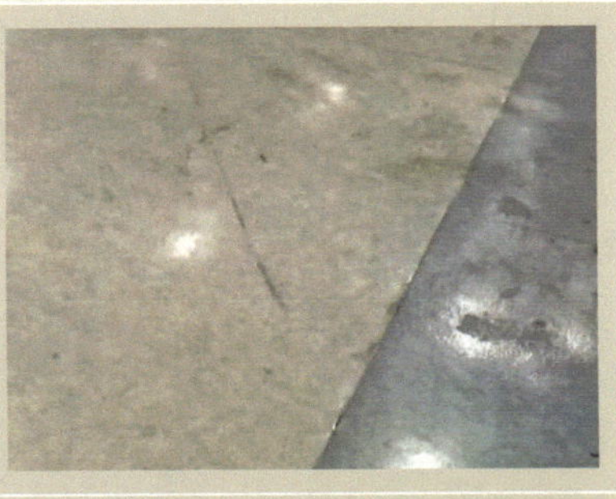

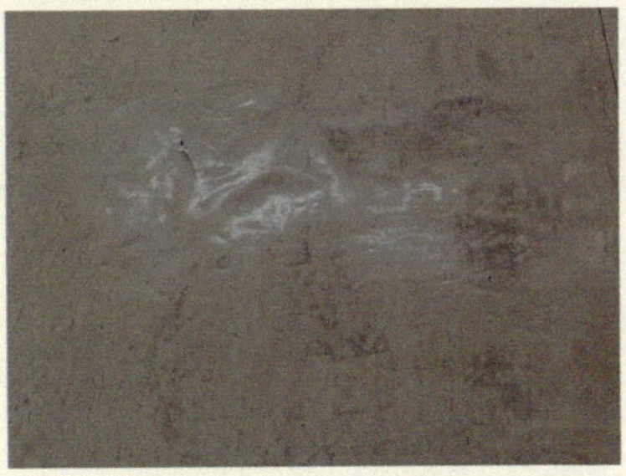

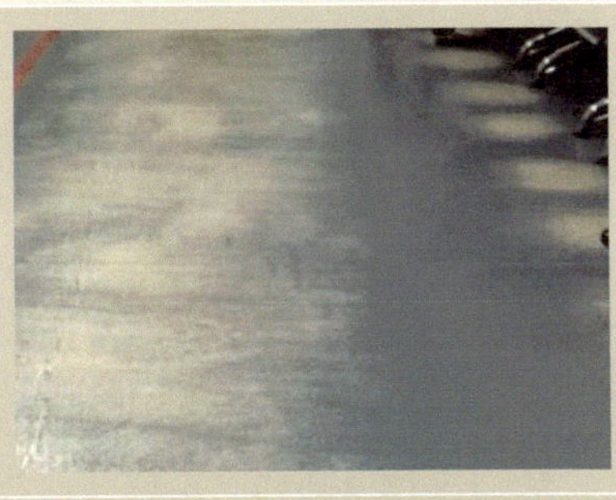

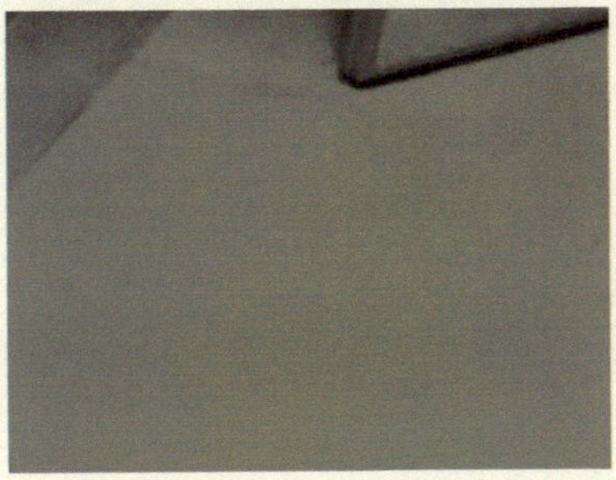

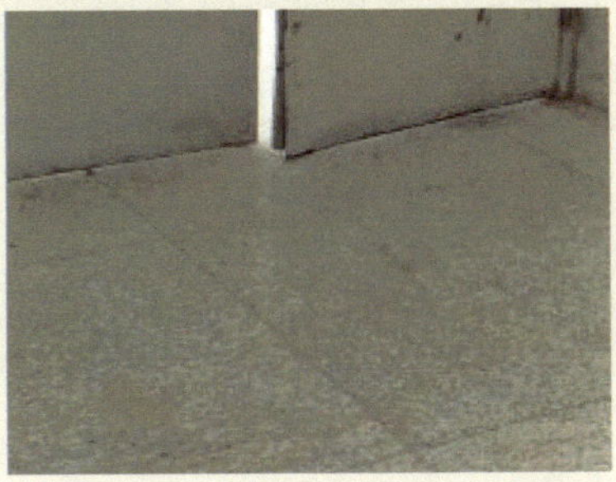

（2）问题分析

①选用地面材料的面层耐磨性能偏低，易导致地面面层在使用过程中脱落。

②施工时地面基层欠均匀密实，易导致卷材面层产生裂缝，石材面层产生碎裂现象。

③地面基层老化、破损，易导致面层材料破损；地面面层与基层之间化学胶粘剂的老化，易导致卷材地面起鼓。

④基层地坪找平层强度不足。

⑤室内公共交通区域使用频率高、人流量大，加之较重的运输设备频繁碾压，易导致地面的面层因摩擦频繁、承压大而出现脱落、破损、开裂现象。

⑥石材地面的石材厚度偏小，易导致石材在承压过程中产生裂纹和碎裂现象。

2）车库环氧地坪地面

（1）现状

由于使用年限较久、车流量大，地下车库普遍存在环氧漆表层污损、开裂、脱层、露底等现象。如图2.2-1所示。

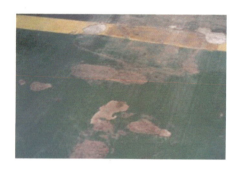 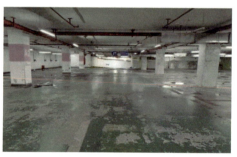

图 2.2-1　既有环氧地坪地面

（2）问题分析

①使用时间长，使用过程中造成污染，难以清洁。

②在使用过程中受外力荷载破坏，原面层油漆与基层结合性不佳。

③面层环氧漆过于密封导致地下水汽顶胀等。

④基层混凝土开裂。基层质量对环氧地坪漆质量影响重大，对基层问题作

进一步分析，主要原因包括：原混凝土结构或水泥砂浆层在成型后产生的收缩裂缝，部分裂缝在长久的使用中逐步发展、扩大，直至成为贯通裂缝；原混凝土结构配合比不佳，浇筑时未充分振捣压光收面，在浇筑后养护不及时或提前使用，导致表面强度和胶凝性欠缺，在后期的使用中被逐步磨损消耗，直至露出骨料；混凝土结构本身的收缩；施工前对原结构板界面未做处理或处理效果不佳；施工缝和变形缝处两侧混凝土各自收缩形成错台；行车动荷载对原结构振动破坏，导致层间脱空；原结构后浇带或接缝等防水薄弱处在承压水的作用下透过结构层渗漏至表面。

3）PVC 地胶板问题及分析

PVC 地胶板作为医院常用地面装饰材料，在本项目中也有多处涉及。个别医院因投入运营时间较久，使用负荷大，原有楼板基层出现了各种各样的老化问题，现场踏勘发现，地面已出现脱落、破损、开裂、起鼓等现象。如图 2.2-2 所示。其原因与环氧地坪类似，主要是基层强度不足、周边环境渗漏、使用负荷过大等。

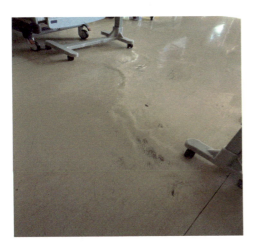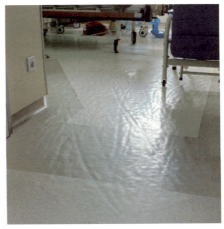

图 2.2-2　PVC 地胶板地面起鼓

3. 既有墙面问题分析

1）现状

涂料墙面出现脱落、发霉、开裂等现象；面砖墙面出现面砖脱落现象。墙板出现开裂、翘曲、破损等。如表 2.2-5 所示。

部分市属公立医院墙面现状示例　　　　表 2.2-5

医院名称	墙面现状图	
深圳市人民医院	面层脱落（2号楼墙面）	面层发霉（4号楼墙面）
深圳市第二人民医院	面砖污损（门诊楼墙面）	面砖破损（外科楼墙面）
深圳市第三人民医院	面层脱落（A栋墙面）	发霉（C栋墙面）

2）问题分析

（1）卫生间墙体渗水导致墙体面层破坏。

（2）墙体面层材料防潮防霉性能差，加之处于通风不良的环境中，导致墙体面层易吸潮、发霉、脱落。

（3）屋面防水层破损，屋顶漏水导致下部墙体渗水、污染。

（4）墙体内部水管老化、漏水，导致墙体受潮，墙体面层材料出现发霉、脱落现象。

（5）墙体阳角处面层内未做防撞击的加强构造措施或面层外未设置护角，导致墙体阳角在使用过程中因撞击和剐蹭而出现基层破碎和面层脱落。

（6）面砖墙体中粘合面砖的砂浆粘结力差，导致面砖墙体的面砖脱落。

（7）树脂类型板变形脱落：有机质板本身受环境温湿度影响相对无机板材大，材料热胀冷缩的特性导致其变形；板材干挂时螺栓锚固长度不足，锚固点间距过大，对于平整度较差的基层墙面，找平处理措施不当；树脂板挂件离板边缘太远，龙骨缺少搭接，影响整体受力；环境湿度较大，板材受环境影响变形腐烂。

4. 既有电梯问题分析

1）现状

（1）电梯门框及轿厢地面部分破损。如图 2.2-3、图 2.2-4 所示。

（2）控制板明显老化，PCB 板、功率器件损耗严重，接线端子和电线明显老化。

（3）钢丝绳、连杆、固定组件等机械零部件出现变形、锈蚀。

（4）蜗轮啮合面磨损严重，联轴器减振胶老化严重。

（5）现有电梯控制板、中控平台等设备的功能单一。

2）问题分析

（1）电梯使用年限较长，已达到或接近使用年限。

（2）电梯使用频率高，人流量大，运输设施设备频繁，导致电梯内装修材料磨损、负载严重。

（3）电梯门框没有采用防撞耐冲击材料或安装护角装置，使用过程磕碰导致门框破损、变形。

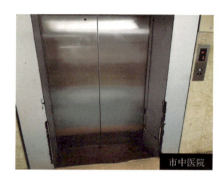
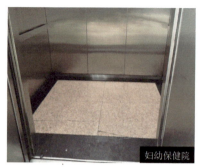

图 2.2-3　电梯门框破损　　　　图 2.2-4　轿厢地面破损

5. 其他问题

部分金属门出现锈蚀、内饰损坏现象，需更换。如图 2.2-5 所示。

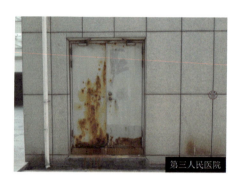

图 2.2-5　金属门锈蚀

2.3　修缮原则

本项目团队在实际推进过程中，按照项目立项时拟定的修缮原则，与各医院进行了沟通，具体如下。

2.3.1　修缮项目范围原则

1. 空间原则

修缮范围为公共医疗空间，如大厅、电梯间、走廊、诊室、病房、楼梯间、停车场等人流量大、患者接触频繁的区域。非公共医疗空间区域，如更衣室、办公室等，不纳入修缮范围。

修缮工程在空间原则确定的范围内实施，一般仅限于墙面和地面工程，含墙面、地面附属的开关、插座面板及影响修缮效果的明装照明线等机电工程。对于确实要更换的顶棚，由院方提出需求，经各方核定对修缮总投资无明显影响，方可实施，同时顶棚内隐蔽的综合管线问题由院方根据现场工期安排插入实施。

2. 非修缮范围

建筑外立面、外窗、幕墙、机电管线、设备末端、标识、医护带等不在此次修缮范围内。

2.3.2 修缮项目设计原则

本项目中，大部分医疗机构已使用了十几年之久，存在使用年限长、设计标准过时、空间装修环境陈旧、环境拥挤狭窄等问题，不能满足现代化医疗建设要求。其中，部分医院建筑现状已影响医院正常运营和患者就医体验，存在安全隐患。设计以大幅度快速改善群众就医体验，创造舒适、宽松、温馨的就医环境，全面提升医院整体形象，满足社会经济快速发展下的医院健康发展的需求为实施目标。同时，按修缮空间分类制定设计标准，采用标准化设计，在与原建筑装饰风格保持协调的前提下，提升品质，使最终效果满足当代审美要求。

1. 集体决策

因修缮工程对医院运营影响大，为了确保修缮方案的科学、可实施性，每个医院每个空间都需要先制定修缮方案。方案除了设计内容还必须包括相应的施工方案，并在完成项目团队内部讨论后，与医院相关部门共同研究确定，多方集体决策。

2. 选用对医院运营影响小的设计方案

考虑医院运营压力大，在确保修缮质量的前提下，尽可能地选用对现状建筑影响最小的方案。所选工艺应减少湿作业、减少动火作业，尽可能采用有利于在现场快速安装并可以减少现场施工垃圾、减少施工噪声和粉尘的工艺。同时，将施工的安全性从设计源头上就把控住。

2.3.3 修缮项目限额原则

本项目仅有立项文件。为了严格控制投资，遵循限额原则，项目投资首先不得超过立项的金额；在后续完成概算申报批复后，项目投资同样不得超过概算批复金额。

1. 根据立项请示文件，匡算各医院修缮金额上限

项目实行总限额设计，各医院实行分项限额设计，每个医院不得超过匡算的5%。

2. 合理安排修缮工序

结合现场勘察情况和院方需求，按修缮空间对使用功能影响的重要性、对观感影响的严重性、对就诊患者和医护人员的体验感和舒适性来进行修缮排序，做到先难后易、先急后缓。

3. 统一同类空间修缮标准

鉴于修缮工期紧张、质量要求高、社会影响大，项目选用材料必须符合安全、环保及院感要求，达到抗菌、抗污、防潮、耐久、易维护的目标。为便于采购及施工组织，同时平衡各医院需求，非特殊情况下，项目应采用统一的修缮标准、统一材料、统一施工工艺，且材料颜色与原建筑整体协调。

2.3.4 修缮项目材料选用原则

本次修缮工作要求完工后随即保洁开荒，马上移交院方使用，没有条件像普通项目一样通风散味。因此，对于所选材料的安全环保性能要求高。

针对不同空间的材料和做法，项目选用品质较好、美观、绿色环保的材料，并对现场施工工艺质量加以把控和提升，保证落地效果的美观性和体验感。

2.3.5 满足规范的原则

医院建筑修缮满足规范要求是保障建筑物安全、实用、美观、环保的重要条件。选择装饰材料时，需根据医院各空间功能按现行相关防火规范进行复核，并应满足现行相关材料规范的规定。

2.4 修缮项目重点难点分析

2.4.1 设计重点难点分析

1. 对象众多，协调难度大

本项目涉及9家医院修缮，各医院科室的需求不一，协调难度大。修缮的同时需确保医院尽量保持正常运营。对病患流量大的医院而言，满足以上要求难度大。

2. 现场情况复杂

修缮可能对现有墙面、地面及主体结构产生影响，需提前诊断，做好相关检测，进行有针对性的修缮设计与施工管理，并逐一与医院沟通确定。

3. 设计工期紧张

项目于2020年9月完成EPC单位定标，按照原定工期计划，要求2021年1月底完成所有项目的设计和施工。同时，受医院运营压力影响，修缮项目设计、施工工作时间要求也非常紧迫。因此，调研、踏勘、设计、采购、施工、验收等工作必须争分夺秒、紧凑衔接。

4. 多专业配合

本项目墙面、地面修缮工程，涉及管线、结构等问题，对这些问题的研究分析，需排水、暖通、装饰工程等不同专业工程师协同进行，制定修缮方案。

5. 图档缺失

各医院建成年代久远，部分竣工图纸、建设批复材料缺失，无法找寻。另有部分建筑经过院方自行改造，现场情况与原竣工图纸不一致，造成设计依据资料空缺。

2.4.2 施工重点难点分析

1. 工程量小、工程内容繁杂无序

项目受医院运营所限，需分批次修缮，每批次修缮工程量比较小，且涉及成品保护、设备保护、减小对医院运行的影响等要求，导致修缮工程繁杂，且无规则可循。

2. 工程地点多变

因为各医院地点分布广，修缮工程不能在固定的场所内进行，且施工地点多变，导致临时设施和安全文明施工措施的时间和标准也各不相同。

3. 工序先拆后建

修缮工程以恢复、改善使用功能，延长建（构）筑物使用年限为目的，因此，在实施各类修缮工程前，需要拆除原有已损坏或老化的地面、墙面，以便为修缮工程提供施工作业面。

4. 施工连续性作业差

修缮施工受医院修缮内容、结构形式和内部布局的限制，施工效率低，施工连续性作业差，难以做到流水施工。

5. 过程中不可预见因素多

由于修缮工程施工工序需要先拆后建，加之存在既有建筑物的技术资料不齐全、隐蔽工程情况不清等情况，使得修缮施工过程中可变因素增多，不可预见因素也多，往往造成施工、技术方案不断变化，影响施工工期及工程造价。

6. 施工机械利用不平衡

本项目施工部位大多处于医院的医疗核心区，只能用到很少的施工机械，甚至有些部位在施工时根本无法使用施工机械，造成施工机械的利用不平衡。

7. 新、旧材料施工工艺不同

本项目中，各院建筑物类型、结构形式和建筑材料标准各不相同。本次修缮采用的材料工艺部分与现状存在明显差异，许多部位需编制专项方案。

8. 修缮、营业同步进行

本次修缮针对公共空间，各医院均正常营业，为保证医疗服务，各医院可以移交的工作面不一，从整层、半层到三五个病房都有，施工时对噪声、粉尘的要求很高，对作业面封闭围挡、文明施工及作业时间要求也特别严格。

9. 修缮牵涉面广、协调工作强度大

各医院修缮起始时间无法统一，且各医院分内科楼、外科楼、门诊楼等多个楼栋，各楼栋内又分各个科室，各科室的具体需求、审美观点、移交时间各不相同，因此在方案确定及施工阶段与各科室配合等存在大量的沟通协调工作。

2.4.3 投资控制重点难点分析

1. 概算未批复

本项目招标前修缮内容尚未确定，EPC单位进场后开始进行概算申报工作，因此可能出现概算批复金额低于合同金额的现象。

2. 不确定因素较多

因原始建筑资料不足或缺失，建筑基本情况不明等，造成修缮项目存在诸多不确定因素。

3.修缮方案及需求不明确

设计方案未确定,且由于面对多家医院,各医院对装饰效果的要求不确定、不统一,使得装饰效果和材料选择可能有较大变化。

2.5 修缮管理目标与管理模式确定

2.5.1 修缮管理目标确定

明确的管理目标,有助于项目修缮工作的推进。本项目管理目标如表2.5-1所示。

修缮项目管理目标 表2.5-1

序号	管理事项	管理目标
1	进度管理	开工时间:2020年9月22日 竣工时间:2021年1月20日
2	质量管理	(1)效果与原装饰协调; (2)满足相关专业质量验收标准的要求
3	安全管理	零事故
4	投资管理	控制在概算范围内
5	防疫管理	零感染

2.5.2 修缮管理模式确定

为更好地推动项目实施,本项目建立了由深圳市卫生健康委员会、深圳市建筑工务署及各医院组成的IPMT团队(一体化项目管理团队),共同推进项目决策、审批、需求管理,推进协调项目建设中存在的问题。

1. IPMT团队职责

深圳市卫生健康委员会及各医院提出使用需求,协助推进概算申报,在施工期间提交工作面并支持协调施工工作。深圳市建筑工务署负责统筹项目建设全过程工作,组织项目实施,开展项目进度、质量安全和投资管理。

2. IPMT 工作机制

（1）组织保障。IPMT 各成员单位明确专责领导，指定 IPMT 工作人员，加强日常工作对接，负责项目协调、对接、审批等相关工作。

（2）会议机制。建立联席会议和工作组会议两个层级的会议制度。

2.6 参建单位选择

本项目组织协调难度大、工期要求高、修缮涉及专业多、问题复杂难解，因此决定按施工总承包及综合设计资质进行公开招标，结合项目体量，要求投标单位需具备建筑工程施工总承包一级及以上资质、建筑行业（建筑工程）设计甲级及以上资质，并可接受联合体投标的方式。最终确定的参建单位，见表 2.6-1。

修缮参建单位　　　　　　　　表 2.6-1

序号	名称	参建单位
1	建设单位	深圳市建筑工务署
2	监理单位	重庆赛迪工程咨询有限公司
3	EPC 单位	中国华西企业有限公司、奥意建筑工程设计有限公司
4	造价咨询单位	深圳市华夏工程顾问有限公司

第 3 章 项目修缮前期统筹策划

项目修缮工作启动前，应对修缮内容、修缮方案进行统筹，对招标、目标管理、报建报批等事项进行策划，做到策划先行、统筹先行、方案先行。

3.1 修缮内容与修缮方案

3.1.1 修缮内容

本次主要对涉及医院医疗公共区域的顶棚、地面、墙面、电梯进行修缮。

顶棚：大堂及电梯厅顶棚；走廊、护士站、病房、诊室及卫生间顶棚。

地面：大堂及电梯厅地面；走廊、护士站、病房、诊室地面；地下车库地面；卫生间地面。

墙面：大堂及电梯厅墙面；走廊、护士站、病房、诊室墙面；地下车库墙面；卫生间墙面。

其中，墙面、地面工程包括墙面、地面附属的开关、插座面板及影响修缮效果的明装照明线等机电工程。部分电梯需更换。

3.1.2 修缮方案

1. 顶棚修缮方案

大堂及电梯厅：拆除原有吊顶顶棚，采用防水石膏板＋轻钢龙骨铝单板顶棚做叠级顶棚吊顶，以便于检修和日常维护。灯光采用 LED 条形灯及局部反灯槽，打造具有层次感及高级氛围的顶棚。

走廊、护士站、病房、诊室及卫生间：拆除原有顶棚，安装统一模块的轻钢龙骨铝单板顶棚，以便于检修和日常维护。装配式轻钢龙骨铝单板顶棚自身具有模块化、易更换的优点，满足防水、防潮、防霉、阻燃等要求，其中，铝单板采用密拼工艺。

2. 地面修缮方案

大堂及电梯厅：铲除原有地面，铺设石材。石材易清洁、硬度高、耐磨性强，符合医院大堂人员密集的特殊需求。

走廊、护士站、病房、诊室：铲除原有地板，铺贴同质透心PVC地胶板。PVC地胶板具有耐磨、抗菌、防霉、易清洁等优点，并可使用不同颜色的地胶板进行拼接，打造出各种效果。

地下车库：铲除原有地面，若基层混凝土不满足要求则一并处理；使用环氧树脂地坪漆翻新。环氧树脂地坪漆颜色丰富，可打造多样的设计效果，且材料性能具有耐磨、耐腐蚀、耐油污、耐重压、表面光洁、易清洁等特点。

卫生间：拆除原有地面，铺贴防滑通体砖。通体砖是一种不上釉的瓷质砖，具有很好的防滑性。

3. 墙面修缮方案

大堂及电梯厅：拆除原有墙面，使用天然仿木纹石材干挂上墙，暖色石材质感温润，细节丰富；局部采用金属线条点缀，增加细节层次。墙面阳角处石材需做倒圆处理。

走廊、护士站：拆除原有墙面，安装高抗菌树脂护墙板，墙面阳角处增加高抗菌树脂防撞条，防撞条阳角处需做圆弧处理；树脂护墙板之间使用金属条收边。原走廊防撞扶手换新。

病房、诊室：拆除原有墙面，安装高抗菌树脂护墙板，墙面阳角处使用与树脂板同色的半圆形金属条收边；树脂护墙板之间使用金属条收边。

地下车库：铲除原有墙面，使用无机防霉涂料翻新。无机防霉涂料具有较强的杀菌防霉作用，以及较强的防水性，涂覆表面后，无论环境是潮湿还是干燥，涂膜都不会发生脱落现象，适用于地下室等潮湿面的涂装。

卫生间：拆除原有墙面，使用大板瓷砖干挂上墙。大板瓷砖具有实用性强、规格丰富、切割自由、外形美观等特点。

4.电梯修缮方案

对存在安全隐患、检测报告建议更换的电梯进行更换；对电梯轿厢地面破损的，重新铺设大理石或橡胶卷材地面。

5.其他修缮

根据现场实际情况更换或者维修处理。

3.2 修缮质量验收标准

深圳市市属公立医院大多建于20世纪，存在既有建筑不满足现行规范要求的问题，项目实施过程中应认真核对原建筑图纸，以现行规范为设计及验收标准，确保不发生无法符合现行规范的情况。同时，参考原有设计和技术标准，保证项目高品质地实施落地。

3.3 修缮策划

3.3.1 组织策划

1.组织结构

修缮项目组织结构如图3.3-1所示。

因9家医院分布5个行政区域，相应的管理较为复杂、困难。为便于项目组统筹管理，根据修缮医院区域位置，将其划分为3个片区，各片区均由院方、建设单位、咨询单位、EPC单位、造价单位组成项目组，如图3.3-2所示。

2.主要任务分工

1）深圳市建筑工务署

（1）决策项目修缮管理目标，并对各目标执行情况进行指挥、指导、监督、检查和验收。

（2）决策项目修缮管理模式。

（3）决策修缮管理单位、EPC单位。

（4）负责招标、评标、合同签订。

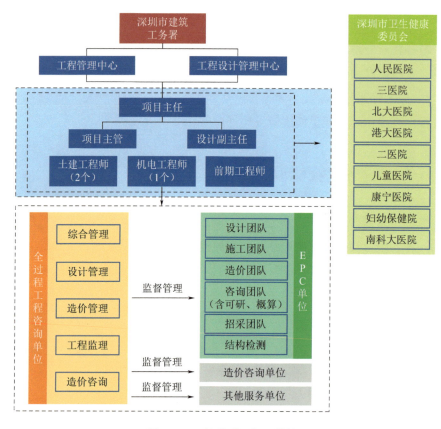

图 3.3-1 修缮项目组织结构

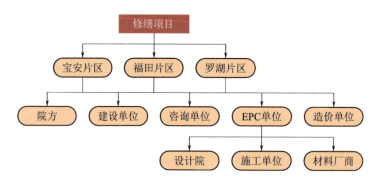

图 3.3-2 修缮项目分片管理

（5）决策材料、设备、装饰等质量标准。

（6）其他工作的决策、审批、批准。

（7）与深圳市卫生健康委员会及各医院的沟通协调。

2）全过程咨询单位

全过程咨询单位（含监理）主要协助深圳市建筑工务署，做好咨询服务工作，具体任务分工包括：

（1）协助深圳市建筑工务署对各策划目标执行情况进行指挥、指导、监督、检查和验收。

（2）策划项目修缮管理模式。

（3）策划招标、评标、合同等相关文件。

（4）策划材料、设备、装饰等质量标准文件。

（5）协助推进项目完成需求调研、概算编制及申报工作。

（6）现场施工监理。

（7）其他统筹、策划、管理工作。

3）EPC总承包单位

EPC总承包单位工作任务包括项目设计、采购、施工、竣工验收以及配合报批报建等。具体任务分工包括但不限于以下方面：

（1）工程设计。包括但不限于方案设计、可研编制、概算编制、施工图设计、施工配合、竣工图编制以及按国家有关规定和相关规范要求应由设计单位完成的工作。

（2）工程采购。本项目除电梯外，其余所需的材料和工程设备均由EPC总承包单位负责采购、运输、保管和安装。

（3）工程施工。完成拆除工程，按图施工，竣工验收合格且达到合同约定质量标准，移交使用。

（4）配合报批报建相关工作。包括用水用电手续（含临水、临电）、施工许可证、工程验收等工作。

3. 修缮总流程

本项目属于EPC总承包模式，前期根据修缮原则和范围，编制了模拟清单，因各医院修缮的具体部位尚未确定，分项工程按照近几年公立医院的常规装修标准开项，工程量暂定，故概算金额也未确定。项目采取按医院及区域分别进行设计和施工的模式，由总承包单位设计、施工、造价一体化服务，确保项目正常推进。修缮总流程如图3.3-3所示。

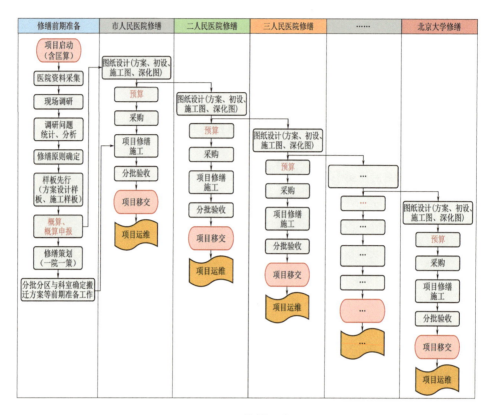

图 3.3-3 修缮总流程

3.3.2 招标策划

本项目涉及9家医院的修缮,组织难度大、工期紧、修缮问题复杂、涉及专业多,项目采用施工总承包(EPC)的模式。对于施工总承包及综合设计资质招标,投标单位需具备建筑工程施工总承包一级及以上资质、建筑行业(建筑工程)设计甲级及以上资质,并可接受联合体投标的方式。

本项目招标阶段依据方案设计及前期调研成果,采用尽可能贴近实际的模拟清单,极大地缩短了项目前期工作时间,减少了后期认质认价的工作量;计价模式采用"模拟清单固定综合单价+措施费总价包干"。

1. 模拟清单招标流程

(1)根据前期调研方案和其他项目信息,参考新建医院项目装饰标准,针对各家医院的修缮需求,先选定建设标准、材料及相关做法。然后,根据材料选型进行模拟清单编制，确定分部分项清单和单价措施项目清单的工程量及清单项目特征描述，计算招标控制价的相应单价。

（2）通过分析大量相似工程的造价指标，考虑各种影响价格的因素，结合本工程的项目信息、项目建议书等，确定项目招标控制价的措施费、规费、总价等。

（3）编制招标清单编制说明、招标控制价编制说明。

（4）完成评标后，按招标文件要求进行清标，针对不平衡报价进行修正。

2. 模拟清单编制和运用的要点

（1）为避免在后期实际施工图阶段清单综合单价可利用率低，可采取扩大类似清单的做法，即同类清单考虑可能出现的多种情况，以便尽量覆盖后期可能的设计变数。

（2）清单项目特征描述非常重要，尤其在模拟清单编制阶段。EPC项目模拟清单是在很多未知情况下编制的，特征描述是基于预估的情况，很容易造成特征描述与实际不符，因此，应注意描述技巧，灵活考虑后期的多种可能，增加类似模拟清单项，避免出现与实际不符的情况。

上述措施可使编制的模拟清单尽可能地覆盖项目实际的大部分清单，只有小部分需要补充新清单并重新组价。

3.3.3 管理策划

1. 修缮目标管理策划

1）进度管理策划

为了不影响医院运营，按时完成修缮工作，在医院确认修缮需求后，设计团队依次开展设计工作；在分批分区与科室确定搬迁方案后，设计、采购、施工协同开展工作。

（1）确定进度管理方案

①设计与施工工作协同

设计样板方案确定后，各医院依次开展设计工作。为保证施工工期，设计单位与施工单位需统一思路，共同参加重要方案论证，让设计充分考虑施工的可行性，并且便于施工。

②施工与采购工作协同

施工单位需与材料供应商沟通、协商，确认供货周期，确保需要施工的材料按要求到货。

（2）制定进度计划表

根据项目总体完工目标，按照报批报建、招标采购、需求确认、设计工作、现场施工这五条主线编制项目总进度控制计划。根据项目实际情况，明确项目各级计划编制、审批及纠偏流程。

根据总进度控制计划，结合各院运营情况及修缮规模，分院编制项目修缮进度计划表。

各院按进度计划执行，若实际进度偏离进度计划，影响进度目标时，需采取措施，确保进度正常。

（3）措施管理

进度管理措施包括组织措施、经济措施、管理措施、技术措施等。

2）质量管理策划

（1）建立质量管理机制

①设计巡检机制

建立设计师巡场检查机制，项目设计师、全资设计管理工程师共同巡场，所提出的问题清单施工单位必须限时整改回复。

②现场材料管理机制

材料质量是确保工程质量的关键，项目部实行举牌验收机制。所有材料须由质量负责人验收合格后方可进场使用。

③样板开路机制

建立设计样板、施工样板开路机制。大面积设计与施工开展前，样板先行，以统一设计标准、施工工艺标准及材料选用标准，保证工程质量。

（2）设计质量管理策划

①制定菜单式修缮方案

根据本项目全生命周期管理要点，对9家医院修缮方案采用统一的修缮原则与标准，即在严格控制造价的前提下，按空间分类制定设计方案，统一设计方案、材料与工艺，制定菜单式的修缮方案供院方选择（表3.3-1）。同时，结合各科室具体需求进行局部个性化设计。

第二篇 修缮篇

菜单式修缮方案　　　　　　　　　　　　　　　　　　　　　　　　　　　表 3.3-1

空间名称	效果图	方案一			方案二			备注
		顶棚	地面	墙面	顶棚	地面	墙面	
门诊大厅		硅钙板+无机涂料	花岗石	大理石	铝单板	花岗石	8mm厚高抗菌树脂板（到顶）	
电梯厅、前室		硅钙板+无机涂料	2mm厚同质透心PVC地胶板	8mm厚高抗菌树脂板（到顶）	铝单板	花岗石	瓷砖	
公共走道		铝单板	2mm厚同质透心PVC地胶板	8mm厚高抗菌树脂板（到顶）	硅酸钙板	橡胶卷材地板	8mm厚高抗菌树脂板墙裙（高1400mm）+水性抗菌釉面漆	
病房、诊室		铝单板	2mm厚同质透心PVC地胶板	8mm厚高抗菌树脂板（到顶）	硅酸钙板	橡胶卷材地板	8mm厚高抗菌树脂板墙裙（高1400mm）+水性抗菌釉面漆	

39

续表

空间名称	效果图	方案一			方案二			备注
		顶棚	地面	墙面	顶棚	地面	墙面	
楼梯间	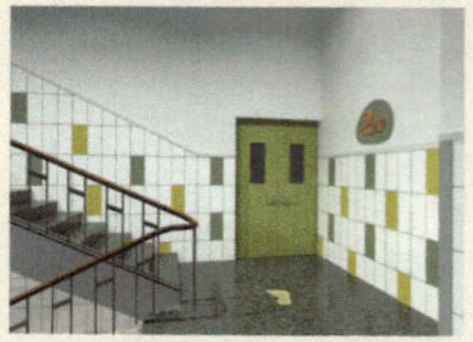	防霉涂料	花岗石	瓷砖墙裙	防霉涂料	防滑地砖	防霉涂料	
地下车库	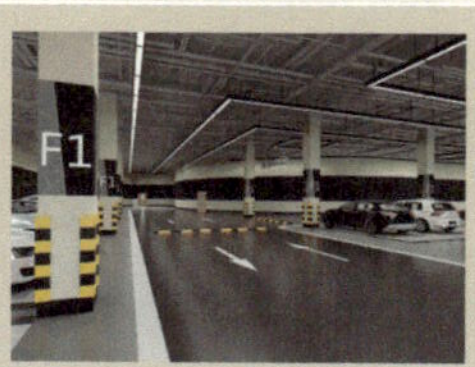	—	环氧树脂地坪漆	防霉涂料	—	—	—	
卫生间	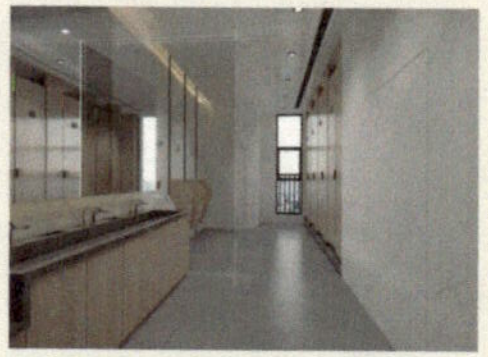	硅钙板+防水无机涂料	防滑地砖	墙砖	铝单板	防滑地砖	岩板	
室外广场	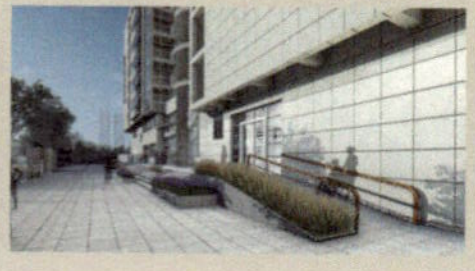	—	花岗石	—	—	无机水磨石	—	

40

②设计师负责制探索实践

传统的工程设计是以图纸设计为核心,设计服务从设计任务书的接受开始到施工图交底结束,施工阶段基本由建设方委托的独立第三方来执行施工质量的监督工作。而在国际通行的建筑设计产业链中,施工阶段的监理工作内容基本由设计方执行,即,从设计任务的开始到竣工验收,由设计全程服务,确保设计意图的实现。通过对国际通行建筑师职业服务内容的研究以及大量的实际案例表明,设计师的工作不能只停留在图纸设计上,而是要在此基础上统筹设计管理,并将服务阶段拓展至全生命周期,从传统的设计阶段向前延伸至前期咨询阶段,向后延伸至工程招标投标阶段、施工阶段以及运营和维护阶段。

建筑师负责制是国际通行的建设工程管理模式之一,是全过程工程咨询的一种特殊表现形式,核心在于发挥建筑师在工程建设过程中的主导作用,把建筑工程的咨询服务统筹权赋予建筑师,整合包括设计、招标、监理等在内的相关专业服务,由建筑师把控设计质量和交付的建筑品质,让专业人员发挥专业作用,从源头上提高建筑产品的供给质量。这种制度在西方的现代建筑活动中已经得到普遍运用,但在我国仍处于试点阶段。

本项目为修缮项目,主要修缮内容偏向于精装修,在设计方面具有显著特点,就是每个修缮空间都是非标准的,且需求都不一致,施工过程中的二次创作及必要的调整尤为重要,因此要求修缮项目设计师比其他项目更深入地介入项目各个阶段。

首先,为与项目架构匹配,项目有总设计师;再根据 EPC 单位片区管理需要,每个片区有一个设计团队,各片区项目设计师主要负责人均要驻场。

其次,设计巡检与监理巡检相结合,项目设计师、全资设计管理工程师、监理工程师共同巡场,所提出的问题清单施工单位必须限时整改回复。

再次,实行设计例会汇报制度。设计例会每周与工程例会共同召开,由项目设计师汇报反馈设计意图、装修细节处理落实情况等。

最后,设计师团队在设计过程中采用动态控制、设计成果确认的方式,确保设计成果完整、可实施,设计效果符合前期方案定位,成本满足项目控制要求。总设计师在现场的工作中充分发挥对项目品质的话语权,对项目各阶段、各要素进行有效的统筹与控制,包括工程进度、技术问题以及多专业、多系统、多业主之间关系的协调,对最终设计效果的落实起到了关键的作用。

综上所述，不同于传统设计，本项目对设计师传统的工作职能领域进行了深化与拓展，体现在全程项目管理与全面设计解决，从项目的概念构想阶段到实施完成、运营维护的全过程，在目标、进度、造价、信息等全领域为达到最终完美的效果而进行资源的整合与协调管理。

③定制方案

由于各医院修缮计划不同，修缮范围广，涉及科室众多，且各科室功能不同，设计需求也不同。设计需要根据不同科室的具体需求提出第二次甚至更多次修缮设计方案，根据各院分批移交的具体部位，进行设计需求沟通，按批次定制方案并与院方进行方案确认，即一院一策、分院策划设计与施工方案。

④踏勘现场

A. 设计需多次进行现场踏勘，核对现场与原竣工图是否吻合，按现场实际布局做设计，保证方案的落地性。

B. 设计需对现场基层情况（卫生间漏水、外墙渗水、基层材质老化问题等）进行具体分析，制定相应的可实施的修缮方案。

C. 设计需了解医院特殊科室的特殊需求，作为设计条件提前输入，并根据综合的实际情况完善设计方案。

⑤统一效果

本次修缮需要采用树脂板墙面工艺的主要有深圳市人民医院、第二人民医院、第三人民医院和康宁医院（罗湖院区）。树脂板颜色众多，规格复杂，需根据医院性质和使用环境，针对病房、走道、诊室等采用适用的颜色，同时各家医院在颜色上尽量统一，以便于调剂使用。

（3）施工质量管理策划

施工质量管理体现在前期施工准备阶段、施工阶段和竣工验收阶段。

①施工准备阶段

A. EPC 单位组织各班组负责人熟悉图纸，踏勘现场，测量现场尺寸并了解现场情况。根据现场情况整理图纸中存在的问题，组织深圳市建筑工务署、全过程咨询单位、设计院会审后，形成会审文件。

B. 全过程咨询单位组织设计院进行施工图设计交底，将设计意图、设计重点、施工过程中的重点事项向 EPC 单位各班组负责人进行交底。

②施工阶段

A. 样板引路。依据样板检验装饰效果,建立施工工艺标准和施工质量标准,引导大面积施工。

B. 经各方样板验收通过后,开展各医院大面积施工。

C. 设计院安排设计人员驻场设计服务,及时解决施工中发现和提出的与设计有关的问题,并做好设计核定工作。

D. 施工过程中严格实行工序验收制度,验收合格后方可进入下一道工序。

③竣工验收阶段

A. 分段移交验收:各科室移交出每一个工作面,项目部及时组织施工,完成后经项目组及院方代表共同验收通过,交付院方使用,然后进行下一工作面施工。

B. 分院完工验收:各医院完成概算申报的修缮内容后,由监理方组织深圳市建筑工务署项目组、医院总务科、医院办公室及设计方进行完工验收,明确已完成该院修缮工作并办理退场,移交院方正常使用。

C. 集中竣工验收:所有医院完工后,由深圳市建筑工务署工程管理中心组织各参建单位及医院代表,在深圳市建筑工程质量安全监督总站验收小组的见证下,召开竣工验收会议并申请竣工备案。

(4)材料质量管理策划

材料质量管理从材料厂家、材料进场验收等方面进行。

①材料厂家质量管理:必要时可以前往厂家考察、工厂现场监造;设计师边设计边与厂家定样、采样,做到设计与厂家材料一致。

②严格把关进场材料质量,不得采用不合格材料。

3)投资控制策划

投资控制策划涉及概算控制、变更签证控制及结算控制。

(1)概算控制

在概算未批复前,以项目立项文件作为控制依据。在项目概算批复后,以概算批复投资作为控制依据,结合项目修缮原则及概算批复内容,确保结算不超过概算批复金额,确保实施内容满足概算批复。

(2)变更签证控制

施工过程中严格按照批复的概算及设计文件实施,严格控制变更及签证。

（3）结算控制

严格核对项目施工内容，确保竣工内容满足要求。

4）安全管理策划

本项目安全管理主要为修缮施工阶段的安全管理。包括：根据各医院的修缮规模、施工时间，建立针对性的安全管理体系；按需要组建安全管理小组；实行进场前安全交底、提前预防、修缮施工阶段每日安全宣导、施工过程中安全巡检等管理工作。

2. 材料采购管理策划

由于修缮工程量大，医院众多，材料样板送样、封样后，综合9家医院确定的设计效果，按同材质、同颜色材料集中采购，零星材料分批采购的方式进行管理。

为了保证材料供应及时，确保品质，需选用一线品牌，要求厂家到场与设计师一同复尺深化，控制损耗，从而节约成本，并确保细节效果的落地。

材料采购回来后，先送到加工厂集中加工，工地需用货时，经现场核定尺寸后提供加工计划，再按计划送加工半成品。

材料采购流程：采购启动→厂家现场勘察→深化设计→EPC单位采购→工厂现场加工→现场施工。

3. 报建报批管理策划

由于使用方修缮需求的紧迫与必要性，依据立项审议时明确的修缮原则、修缮材料消防等级、老旧医院原规划条件等，项目应办理以下报建报批手续：

（1）施工许可，经深圳市住房和建设局批复后方可实施。

（2）概算申报，需经深圳市发展和改革委员会批复。

（3）消防设计审查与沟通。

（4）向深圳市住房和建设局办理合同备案、招标备案、验收等手续。

4. 沟通、协调管理策划

为更好地了解使用单位（院方）需求，确保沟通的及时性、有效性，推动项目顺利实施，在项目层次建立了例会制度、专题会制度、微信群沟通机制，同时依托建设单位深圳市建筑工务署的联席会议制度，对涉及的重大事项上会决议。

（1）例会制度

在项目推进过程中，以每周为一个节点，组织设计、施工单位与业主及院方召开例会，沟通项目进展情况及后续工作计划，并对存在的问题进行协商。

(2）专题会制度

针对项目实施过程中遇到的方案确定、移交等专项事项，与院方召开专题会进行汇报沟通，确保沟通顺畅、决策迅速。

(3）微信群沟通机制

项目团队组织建立与修缮涉及的各医院、各科室负责人的微信群，及时解决使用单位提出的新的需求，充分听取院方的意见，查缺补漏，确保项目修缮成果满足院方需求。

3.3.4 分院策划、一院一策

因修缮工程需在保证医院正常运营的情况下进行，在启动修缮前，需结合医院的实际情况制定针对性的、合理的修缮方案。本次修缮前采用一院一策，分别对9家医院进行了方案策划。下面以最复杂、最典型的深圳市第二人民医院（以下简称"二院"）为例进行剖析。

1. 医院现状

（1）病房修缮安排难度大。由于医院处在市区，周边人口密集，每日前来就诊的人流量大，长期住院病患多，病房修缮安排既要不影响住院病患，又要保证修缮工期。

（2）修缮体量大。除了外科和门诊外，准备先介入的内科住院大楼，修缮范围为1~23层，多达15个专业科室。

（3）内科楼内设置除了少量医生和护士值班室外，其余全为病房，楼层内没有腾挪空间，无法放置修缮时需转移的病床和设施，所有房间内东西需全部转运到医院其他地方，修缮完成后再转运回来。

（4）部分科室为手术室和特殊病房，对洁净要求和噪声要求较高，前期方案和施工过程中的防护需特别考虑。

2. 修缮范围

本次修缮要求必须基于立项设定的修缮范围和原则，因而不能完全满足医院的需求，还需与医院内部的修缮单位、维保单位共同配合完成全部修缮工作，因此存在界面划分和工序配合的情况。项目团队编制了修缮范围表格清单（表3.3-2），采用勾选统计的方式，既便于医院科室选择装修范围和工艺做法，又便于与其他单位进行界面划分。

内科楼室内修缮范围　　　　表 3.3-2

楼层	科室名称	本次修缮（病房及公共区域）		院内修缮				备注
		墙面	地面	顶棚	病房门	窗户	卫生间	
23	血研所	√	√	√				
22	血液内科		√					
21	血管外科	√	√	√	√	√	√	
20	肿瘤科	√	√	√	√	√	√	
19	血液内科	√	√	√	√	√	√	
18	呼吸内科	√	√	√	√	√	√	
17	呼吸内科	√	√	√	√	√	√	
16	消化内科	√	√	√	√	√	√	修缮做法：地面地胶板更换，墙面公共区域树脂板到顶，病房设备带以下树脂板墙裙，上部抗菌釉面漆
15	消化内科	√	√	√	√	√	√	
14	心血管内科	√	√	√	√	√	√	
13	心血管内科	√	√	√	√	√	√	
12	内分泌科	√	√	√	√	√	√	
11	肛肠外科	√	√	√	√		√	
10	输血科	√	√			√	√	
9	新生儿科	√				√		
8	儿科	√	√			√		
7	神经外科	√	√		√			
5	肾内科	√						
2	介入科	√	√	√	√			
合计（层）								

3. 修缮方案与总工期

依据修缮范围，结合医院现状，项目组协同院方总务科，与内科楼各科室积极沟通、协调，确定了修缮方案和总工期，共同推进修缮工作。

1）修缮方案

（1）在保证科室运营和修缮工作推进的前提下，内科楼采用每层四分之一面积同时施工的方式；能够腾挪的、条件满足的科室，可以每次移交半层进行施工。

（2）外科楼基础条件较好，在内科楼完成后，可根据科室需求进行局部修缮。

（3）利用院内停车场，搭设专用活动房作为病房设施转运库房。

（4）充分利用国庆假期病人较少的时机，抓紧进行进场移交修缮工作。

2）修缮总工期

修缮总工期计划表如表3.3-3所示。

修缮总工期计划表　　　　表3.3-3

修缮方案	方案描述	总工期	
方案一	所有楼栋整栋移交，同时开工	60d	
方案二	每栋每次同时移交1层，每层考虑院方腾挪时间约10d，施工周期为40d（腾挪时间+施工时间），总工期所需时间为（单栋总层数×40）d。依次类推，若每次移交n层，总工期时间为 $[（总层数÷n）×40]$ d	每次移交层数	总工期
		1	920d
		2	480d
		3	320d
		4	240d
		5	200d
		6/7	160d
		8/9/10/11	120d

4. 医院移交方案

依据各楼栋现场实际情况，为保证院方边施工边运营的修缮需求，项目团队制定了两种移交方案与院方沟通：内科楼场地腾挪困难，为优先保证院方正常运营，通过合并本层不同科室先移交一半，按半层分批次进行修缮；外科楼、门诊楼场地情况较好，可优先施工，批量实施管理，按整层或半层分批次移交进行修缮。此方案经与医院组织会议确认后正式实施。内科楼修缮移交方案如表3.3-4所示。

内科楼修缮移交方案　　　　　　表3.3-4

楼层	科室名称	墙面、地面修缮批次划分		移交情况
		第一批次	第二批次	
23	血研所	—	东面半层	第二批次移交（只修半层）
22	血液内科	东面半层	—	科室计划第一批次移交（另外一半不在计划修缮范围）
21	血管外科	东面半层	西面半层	分两个批次移交
20	肿瘤科	东面半层	西面半层	分两个批次移交
19	血液内科	第一批次（仅西面半层）		科室计划第一批次移交
18	呼吸内科	东面半层	西面半层	科室计划17、18层各移交一半，分批次移交
17	呼吸内科	东面半层	西面半层	
16	消化内科	第一批次		科室计划整层整体移交，第一批修缮16层，第二批修缮15层
15	消化内科		第二批次	
14	心血管内科		第二批次	科室计划整层整体移交，第一批修缮13层，第二批修缮14层

5. 修缮施工进度计划

根据样板层的经验，编制标准层的施工工期计划如图3.3-4所示。

图 3.3-4 标准层施工工期计划

第4章 项目修缮

4.1 修缮项目二次踏勘

4.1.1 集中部署，分批调研修缮需求

为推进设计和概算申报工作，项目团队组织再次对各家医院的修缮需求进行深度调查，确定各院的真实修缮需求。

各院均属大型综合医院，功能齐全、建筑单体众多且分期分批落成时间不一，需准确查明各医院修缮的楼栋号及使用年限，明确建筑设计使用的规范，核定是否符合修缮原则。

对确定符合修缮原则的楼栋，实地全面了解各建筑功能部位图纸与现场的一致性、使用中存在的问题，排查各类安全隐患，并采用走访和组织各科室负责人的意见征集会的形式，确认修缮空间和修缮需求。

4.1.2 基础资料收集

收集竣工图、改造图等各种资料，特别是对于后期改造过的空间，需要找到改造图纸作为设计依据，如果没有相关图纸，则去档案馆调阅。

对于存档资料与实际现场不符的，或建设年代久远局部缺失图纸的情况，需要现场测绘实际尺寸，为设计提供依据。

4.1.3 修缮需求统计汇总

项目团队在调研完成以后，根据空间问题分类进行汇总。各院修缮需求统计如表4.1-1所示。

修缮需求统计 表4.1-1

部位	地面	墙面	医院	备注
大厅	大理石	—		
	麻石	8mm厚高抗菌树脂板（到顶）		
电梯厅、前室	地砖	8mm厚高抗菌树脂板（到顶）		
	地砖	瓷砖		
	2mm厚同质透心PVC地胶板	8mm厚高抗菌树脂板（到顶）		
	3mm厚同质透心PVC地胶板	8mm厚高抗菌树脂板墙裙（高1400mm）+水性抗菌釉面漆		
病区走道	2mm厚同质透心PVC地胶板	8mm厚高抗菌树脂板墙裙（高1400mm）+水性抗菌釉面漆		
		人造石		
		8mm厚高抗菌树脂板（到顶）		
病房	2mm厚同质透心PVC地胶板	8mm厚高抗菌树脂板墙裙（高1400mm）+水性抗菌釉面漆		
		8mm厚高抗菌树脂板（到顶）		
		说明：病房乳胶漆部分墙面刷防水涂料		
诊室区域	2mm厚同质透心PVC地胶板	8mm厚高抗菌树脂板墙裙（高1400mm）+水性抗菌釉面漆		
		8mm厚高抗菌树脂板墙裙（高1400mm）+水性抗菌釉面漆		
		说明：诊室乳胶漆部分墙面刷防水涂料		
连廊	2mm厚同质透心PVC地胶板	铝单板		
楼梯间	更换防滑铜条、麻石	瓷砖墙裙		
	其他	水性抗菌釉面漆		防水涂料两遍
地下车库	环氧树脂地坪漆	150mm高踢脚线		
		白色防霉涂料		
	其他	白色防霉涂料		

续表

部位	地面	墙面	医院	备注
电梯		内科楼更换5台，门诊楼更换1台，分院更换2台，一共8台		
		更换2台		

本项目总计墙体修缮面积约247700m^2，地面修缮面积约153724m^2，顶棚修缮面积约69247m^2，更换安装电梯10台。如图4.1-1所示。

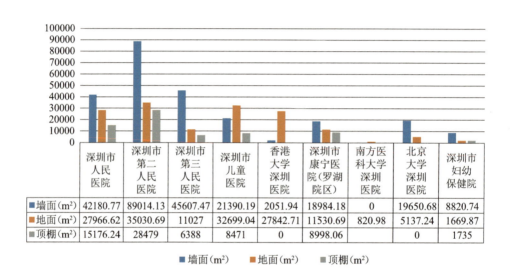

图 4.1-1 修缮面积统计柱状图

4.2 修缮项目设计

修缮项目历经方案设计、初步设计、施工图设计、深化图设计四个阶段。

4.2.1 修缮项目方案设计

设计单位前往各医院采集需修缮区域现场图片，综合9家医院的现有装饰效果，在集群化管理策略指导下，按照空间分类分院制定设计方案，统一同类空间的设计方案、材料与工艺，制定菜单式的修缮方案，并组织院方、深圳市建筑工务署会议讨论确定。最终方案设计图作为初步设计图的设计依据。

1. 样板先行

由于本次修缮医院众多，各院需求及审美观念各不相同，医院综合管理部门、科室的想法，实际使用的护理人员以及住院病人的体验感均要加以考虑。根据各院需求主要针对门诊、医技楼的病房、诊室、走道的墙面和地面以及部分地下室停车场的特点，项目团队组织多轮调研、讨论，集思广益，化繁为简，在集群化管理策略指导下，采取设计阶段样板先行制度，即先完成一个统一材料、统一工艺标准的样板间。为了满足不同医院的个性化需求和体现各院及各区域的功能差别，在分院讨论方案时，提供材料的多种色彩搭配组合供院方选择。

（1）样板方案设计

经与医院沟通，在内科楼14层选两个房间作为样板间施工。样板设计方案如图4.2-1所示。

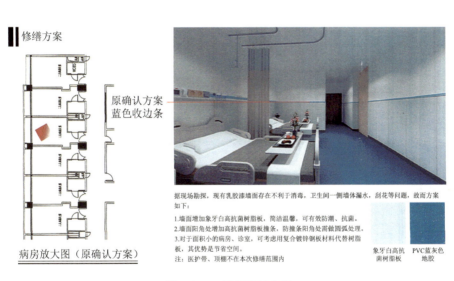

图4.2-1 样板设计方案

（2）方案确认

设计完成样板间效果图后，经项目团队讨论通过，提交医院相关部门审核。

（3）样板间施工图设计

样板间设计方案通过院方确认后，设计依据确认的效果图，开展施工图设计。

样板间施工完成后,全过程咨询单位组织深圳市建筑工务署、EPC 总承包单位、院方负责人员进行预验收,并汇总整理预验收意见。

施工单位按照细部做法要求进行整改,经医院综合管理部门及各科室负责人验收后,样板间达到院方要求,通过验收,并通知其他医院相关人员参观,作为各院修缮相同部位的统一设计和施工标准。

2. 分院分批与科室确认方案

项目团队正式进驻各院展开具体工作对接。由于部分医院科室因场地腾挪、装修工期等变更修缮需求,且各院分批移交修缮场地,设计单位需要根据医院分批移交的具体部位,以确认的设计样板为原则,沟通不同科室的具体需求。然后,根据各科室具体需求进行效果图深化设计,分院分批进行方案确认。各医院的方案效果图如图 4.2-2～图 4.2-9 所示。图 4.2-10 为南方医科大学深圳医院的竣工现场。

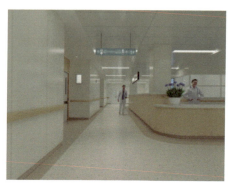

(a) 公共走道

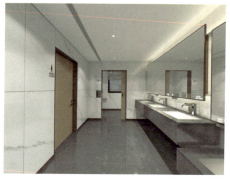

(b) 公共卫生间

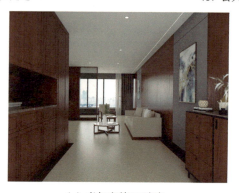

(c) 老年病科 VIP 病房

图 4.2-2　深圳市人民医院方案效果图

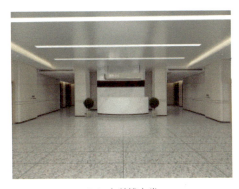
(a)内科楼大堂

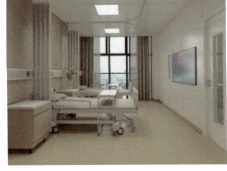
(b)病房

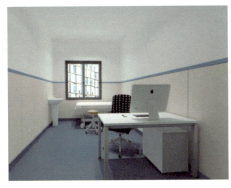
(c)诊室

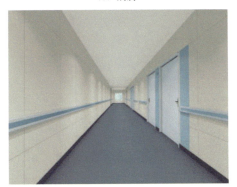
(d)公共走道

图 4.2-3 深圳市第二人民医院方案效果图

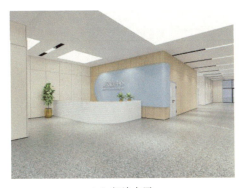
(a)门诊大厅

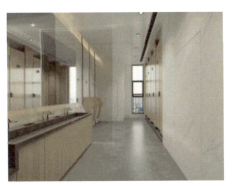
(b)公共卫生间

图 4.2-4 深圳市第三人民医院方案效果图

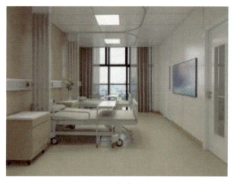
（c）病房

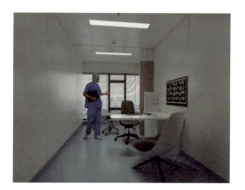
（d）诊室

图 4.2-4　深圳市第三人民医院方案效果图（续）

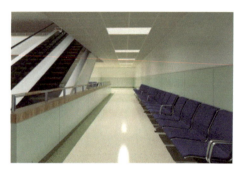
（a）门诊楼走廊

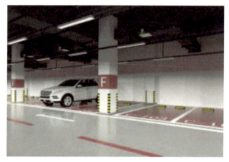
（b）地下室

图 4.2-5　北京大学深圳医院方案效果图

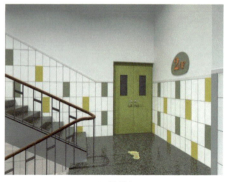
（a）楼梯间

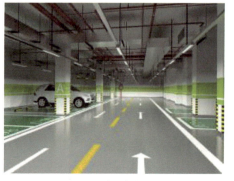
（b）地下车库

图 4.2-6　深圳市儿童医院方案效果图

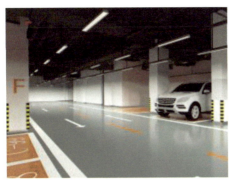
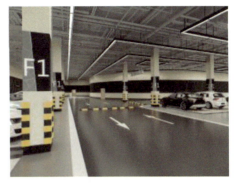

（a）地下车库　　　　　　　　　　　　（b）地下车库VIP区

图 4.2-7　香港大学深圳医院方案效果图

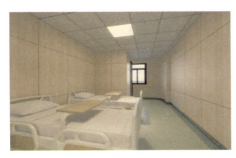
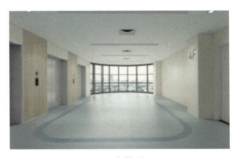

（a）睡眠科病房　　　　　　　　　　　（b）电梯厅

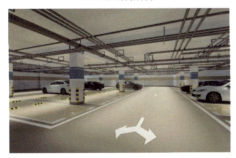
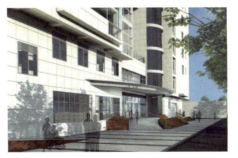

（c）地下车库　　　　　　　　　　　　（d）室外广场及入口

图 4.2-8　深圳市康宁医院（罗湖院区）方案效果图

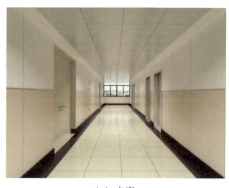 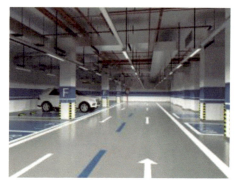

（a）走廊　　　　　　　　　　　（b）车库

图 4.2-9　深圳市妇幼保健院方案效果图

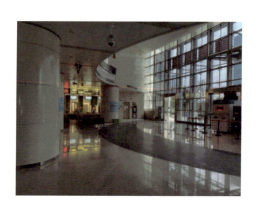

图 4.2-10　南方医科大学深圳医院竣工现场（门诊大厅）

4.2.2　修缮项目初步设计

根据项目团队深度调研的修缮范围、修缮方案及确认的方案设计图，分院编制项目初步设计图纸，同步造价单位根据初步设计图纸分院计算各分项工程量；初步设计图纸再根据造价匡算金额进行调整，通过调整区域修缮标准实现控制各医院投资的目的。

各院初步设计图纸严格按照深圳市建筑工务署项目概算申报工作内容及相应的工程计价标准，深度涵盖图纸目录、设计说明、做法表、平面系统图、立面图、重要部位或特殊做法部位的详图节点等。

4.2.3 修缮项目施工图设计

在项目集群化管理策略指导下,按照各院节点大样标准,设计院结合现场踏勘情况绘制主要材料节点做法;并将节点做法向深圳市建筑工务署、全过程咨询单位、EPC总承包单位进行汇报,经确认后,分院分批开展施工图设计。部分施工图节点大样优化如图4.2-11～图4.2-16所示。

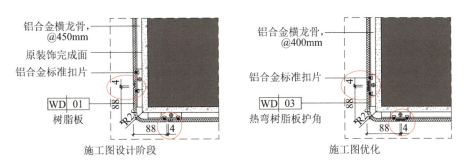

图4.2-11 树脂护墙板衔接优化

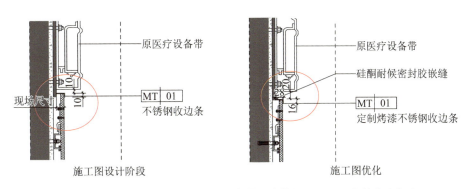

图4.2-12 树脂护墙板与原医疗设备带衔接优化(预留设备检修空间)

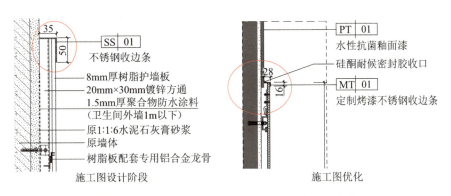

图4.2-13 树脂护墙板墙裙不锈钢收边条尺寸优化

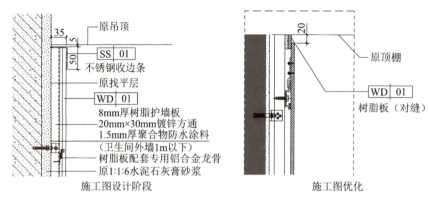

图 4.2-14 树脂护墙板到顶与原顶棚衔接优化

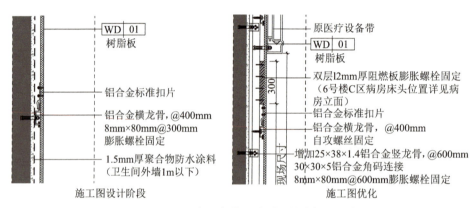

图 4.2-15 原医疗设备带外移树脂护墙板节点优化

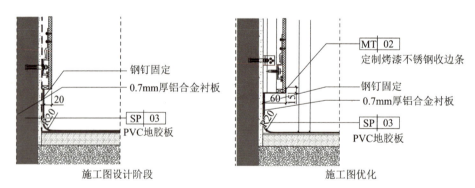

图 4.2-16 原医疗设备带外移树脂护墙板与 PVC 地胶板上返衔接优化

4.2.4 修缮项目深化设计

由于修缮医院大部分为老旧医院，且医院在运营过程中对部分区域进行过装修改造，标准楼层的房间尺寸都存在差异。为减少不必要的材料损耗，设计单位与材料供应商一起到现场测量，共同确定材料的规格尺寸，对施工图进行深化设计。如图 4.2-17～图 4.2-22 所示。

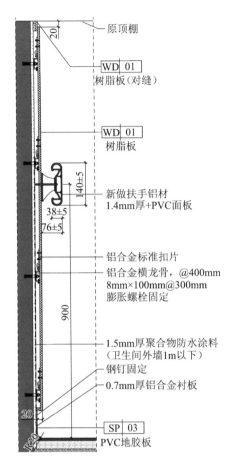

图 4.2-17 走道树脂板到顶大样图

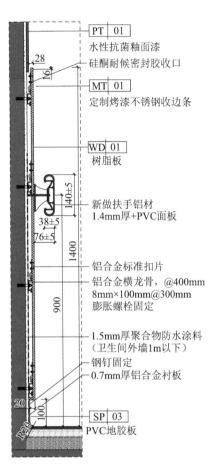

图 4.2-18 走道树脂板墙裙大样图

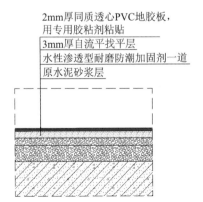

图 4.2-19 PVC 地胶板大样图

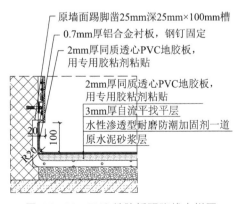

图 4.2-20 PVC 地胶板踢脚线大样图

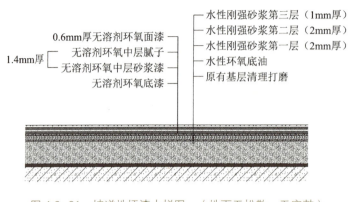

图 4.2-21　坡道地坪漆大样图一（地面无松散、无空鼓）

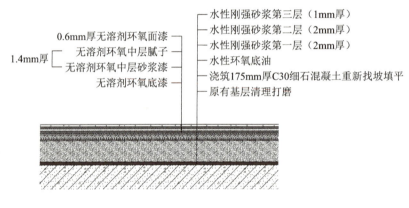

图 4.2-22　坡道地坪漆大样图二（地面松散、空鼓）

4.3　修缮项目施工

4.3.1　施工前期准备

修缮工作开展前需完成编制施工组织设计、组织图纸会审、设计图纸交底、原有工程拆除等工作。准备工作流程如图 4.3-1 所示。

施工前期准备工作要点包括如下内容。

1. 熟悉相关资料

EPC 单位项目负责人组织技术负责人、商务负责人、片区主管、班组长进行工作交底，熟悉施工合同和原设计图纸，确认各医院修缮范围和具体部位，明确目标、各施工段及分项工程划分和施工做法，同时明确修缮工期要求。

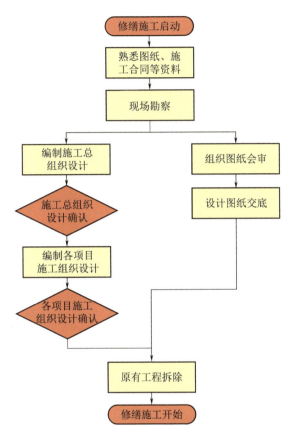

图 4.3-1　修缮施工前期准备工作流程

2. 现场勘察

EPC 单位联合医院综合管理部门进行进场前勘察，与科室相关人员再次确认修缮具体部位及现状，以及基层情况有无需特别处理事项、修缮过程中需做好的隔离防护要求、相互配合注意事项等。

设计确认图纸做法前，设计负责人到场进行局部拆除调研试验，在摸清现场基层实际情况后进行设计；设计过程中进行施工可行性论证。

3. 编制施工总组织设计

在熟悉合同承包范围和现场调研的基础上，编制施工组织总设计，经

EPC 单位项目技术负责人审核后，报送监理单位审批，并作为指导施工的纲领性文件。

4. 编制各项目施工组织设计

根据各院的具体施工范围和部位，结合医院的实际情况，编制各项目施工组织设计，用于指导相应的修缮施工；对于分期分批移交的范围，结合实际需求，编制批次专项施工方案。具体如下：

（1）深圳市人民医院修缮施工方案；

（2）深圳市第二人民医院墙面地面修缮施工方案；

（3）深圳市第三人民医院修缮施工方案；

（4）深圳市妇幼保健院（福强院区）地下车库、楼梯间修缮施工方案；

（5）深圳市儿童医院地下车库修缮施工方案；

（6）深圳市康宁医院（罗湖院区）修缮施工方案；

（7）香港大学深圳医院地下车库修缮施工方案；

（8）南方医科大学深圳医院地面修缮施工方案；

（9）北京大学深圳医院修缮施工方案；

（10）树脂护墙板专项施工方案；

（11）PVC 地胶板专项施工方案。

5. 图纸会审

EPC 单位项目设计组在多次调研、勘察的基础上，编制各院施工图，由监理单位组织进行图纸会审，对各工序施工工艺、材料使用、构造做法进行讨论，统一意见后出正式施工图。

6. 设计交底

EPC 单位项目部在领取经确认的正式施工图后，由项目经理组织技术负责人对施工员、商务人员、班组长进行技术交底，明确施工做法，了解设计重点难点，严格按图施工，确保质量。

7. 原有工程拆除

依据施工图及施工组织设计，对各医院移交的各批次工作面原装饰面层进行拆除，拆除后基层条件满足要求的，按图纸进行下道工序施工；若基层条件破损、软化，不能满足要求，应及时反馈给设计、监理单位及深圳市建筑工务署项目组，讨论基层处理方案，经设计出图处理后继续施工。

8. 建立施工工艺标准

在各医院大面积施工开展前,应按照合同约定的质量标准要求,建立施工工艺标准。针对各大分项工程,均应编制专项施工方案;针对分项工程施工过程中的每道工序,均以施工样板开路,摸排不同基层条件下可能遇到的情况,并会同设计单位予以针对性地处理,明确施工做法后在各院推广执行。同时,按照各项检测指标达到质量检测标准中的优良要求进行过程质量控制和分项工程验收。项目主要分项工程工艺标准如下:

(1)环氧地坪漆地面施工工艺标准;

(2)大理石地面专项施工工艺标准;

(3)涂饰墙面专项施工工艺标准;

(4)树脂板墙面专项施工工艺标准;

(5)墙面收口条及踢脚板专项施工工艺标准;

(6)PVC地胶板专项施工工艺标准。

4.3.2 各医院修缮施工

老旧医院建筑本身"基础病"多,存在渗漏、基层起砂、空鼓、强度不足、空间受限等各种问题。本项目修缮区域主要是医院的病房、诊室、公共走道、大堂及地下车库等。主要施工内容为墙体施工、树脂板墙体施工、轻集料地坪施工、环氧地坪施工、石材地面施工、PVC地胶板施工、顶棚施工等。

1. 墙体施工

包括仿木纹石材干挂墙体、无机防霉涂料翻新、大板瓷砖干挂墙体施工等,按常规施工工序施工。

2. 树脂板墙体施工

因涉及医院均较老旧,原设计空间较窄,为尽可能减少墙裙板对空间的影响,在确保质量的前提下,采用8mm厚树脂板以及仅有横龙骨的干挂做法,完成面凸出原墙面厚度可控制在2cm左右。

树脂板具有稳定、持久、耐水、耐湿、耐热、耐候、耐药、耐磨、耐冲击和易清洗维护等优点,但受环境温湿度影响大,材料热胀冷缩变形较其他金属板明显。

要保证树脂板安装质量,首先必须保证树脂板产品本身没有问题。项目采用一线品牌树脂板产品，确保质量可靠。

项目初期，树脂板龙骨间距为400mm，板拼缝采用插条工艺（在两块板侧洗槽，再塞插条），螺栓长度为6cm，完成面拼缝宽度为3mm。之后发现部分区域树脂板拼缝位置存在肉眼可见翘曲变形，分析原因为：

（1）树脂板本身受环境温湿度影响大，材料具有热胀冷缩变形的特性，因而变形严重的区域均位于走廊端头或者管道井、卫生间墙面等。

（2）老医院墙面抹灰强度下降，部分墙面平整度较差，6cm长度螺栓在平整度差的情况下，能打进砖墙的长度不足2cm。

（3）树脂板挂件可能离板边缘太远，龙骨之间没有搭接，影响了整体受力。

为了控制树脂板变形并兼顾施工效果，决定将螺栓间距由500mm调整为300mm，螺栓长度不得小于8cm，龙骨采用连接件进行搭接，并采用上下龙骨搭接错开500mm等措施进行优化加强，很好地解决了树脂板的翘曲变形问题。同时，考虑到老旧医院卫生间防水可能已失效，对易受潮部位增加涂刷聚合物防水涂料。

3. 轻集料地坪施工

以本次修缮过程中遇到的最复杂、最典型的深圳市人民医院外科楼轻集料地坪施工为例进行重点阐述。

深圳市人民医院外科楼地面原设计找平层为65mm厚CL7.5轻集料混凝土垫层+20mm厚水泥砂浆，现场轻集料用的是陶粒混凝土，修缮前已发现多处地面地胶鼓包、地面凹陷，如图4.3-2所示。地胶掀开后发现地面潮气严重，基层起砂、起粉严重，如图4.3-3所示。

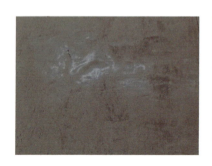 

图4.3-2 修缮前发现多出地面地胶鼓包、地面凹陷

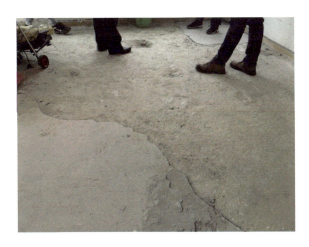

图 4.3-3 地胶掀开后的地面情况

1）问题分析

（1）陶粒混凝土一般采用自拌，较难控制质量，长时间使用后，易出现脆化开裂等问题。

（2）水泥砂浆找平层未设置钢丝网，水泥标号较低，导致硬化层强度不足。

（3）卫生间门槛部位没有设置止水坎，时间长了后部分卫生间出现地面沉降、地漏与瓷砖地面脱开、门套脚胶条失效等现象，日常用水也越来越多地渗进地面，并通过陶粒混凝土层转移到卫生间外。

（4）卫生间周边的反坎可能存在渗漏。

2）应对措施

剔除病房地面松散的陶粒混凝土，改做水泥砂浆找平，内铺钢丝网，并对卫生间门槛进行防水改造。主要是沿着门外围剔除面层至混凝土面，靠卫生间一侧用防水砂浆或"堵漏王"浆封堵抹平，距卫生间地面约 5cm 处新做混凝土止水坎，与卫生间地面形成一个凹槽，在凹槽四周采用防水涂膜，再用防水砂浆填平凹槽，最后恢复面层。

对于起砂不是很严重的基层，用与 PVC 地胶板配套的加固渗透剂对地坪进行加固后再进行 PVC 地胶板铺贴施工。

通过采用上述措施，经闭水试验后，再进行卫生间外的地面施工。如图 4.3-4、图 4.3-5 所示。

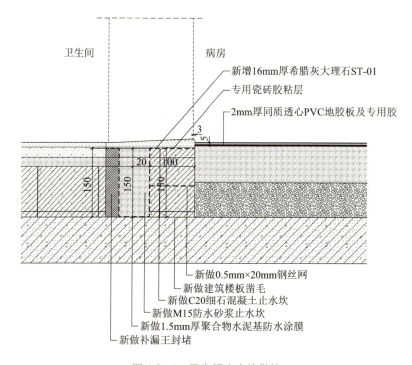

图 4.3-4 卫生间止水坎做法

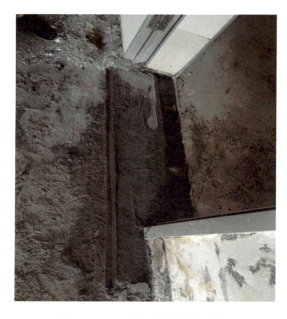

图 4.3-5 卫生间止水坎施工现场

4. 医院车库环氧地坪施工

车库环氧地坪分为基层需要处理和基层无须处理两种施工情况。

1)基层需要处理

基层不能满足环氧地坪漆施工要求的,需要处理后重新施工优质地坪漆。处理流程为:准备工作→基层裂缝处理→表面处理→基面、底油处理→砂浆层处理→空鼓处理→基层分缝处理→漏水点处理→面漆水汽鼓包处理。

(1)基层裂缝处理

①对于表层细微裂缝,应在基层打磨时消除,如图4.3-6所示。

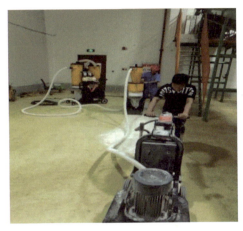 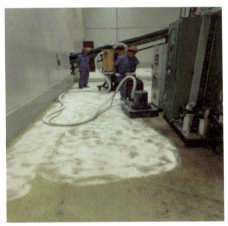

图4.3-6 基层表面打磨

②对于宽度小于2mm的裂缝,采用自流平砂浆修补(图4.3-7)。具体流程为:裂缝清扫、除灰→自流平砂浆补缝→自然养护成型。

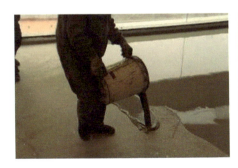 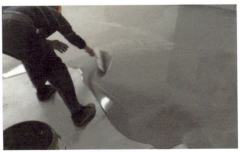

图4.3-7 自流平砂浆修补裂缝

③对于宽度大于等于2mm的裂缝，采用环氧树脂胶灌缝注浆修补（图4.3-8）。具体流程为：裂缝清扫、除灰→钻孔→埋嘴→封缝→灌浆→拆嘴→封口、自然养护成型。

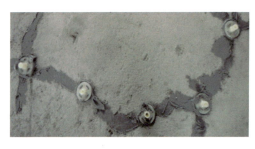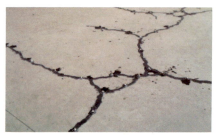

图4.3-8　灌缝注浆修补裂缝

（2）表面处理

在实际修缮工程中，表面泛砂、粉化、露料的处理方法与基层强度关系密切，且根据露料程度及损坏深度不同，需采取不同的处理方法。

①对于露料较浅、基层强度较好的情况，采用环氧砂浆抹面处理。具体流程为：混凝土表面清扫→环氧砂浆配比搅拌→表面刮涂→抹面收光→自然养护。

②对于露料较深、粉化严重、基层有效承载厚度大幅损耗的情况，采取加固处理（水性刚强砂浆修补找平）。

（3）基面、底油处理

①基面清理，打磨原水泥地面，将松散部分全部打掉或者磨掉，见硬石子，清除表面浮浆；要求干净、干燥。

②涂刷水性环氧底油（直接打底，不用加水）使其充分渗入地面，将水性底油的甲、乙组（比例为1∶3）充分搅拌融合至乳液状态，不能有油珠，乳化5min后（乳化时间宜长不宜短），滚涂（不能刮涂），封闭基层，加固基面，坑洞不能有残余材料，以达到表面成膜为准；要求均匀无遗漏；倒退施工。

③底油施工完毕的检验标准为：均匀成膜，有一定亮度。8h后施工下一道工序。

④基面特殊处理（基层落差1cm以上）：先用环氧底油打底，待底油干透后，用水性刚强砂浆加粒径5mm以上的石英砂搅拌均匀进行填补。

(4)砂浆层处理

①用水性刚强砂浆中涂 BA-1000 配适量水、水泥及 60 目石英砂（BA-1000：水：水泥：石英砂＝1：1：2：4）刮涂中涂层第一道；与底油一样，先配好甲、乙组，乳化后（一般 5min），将水泥和石英砂搅拌均匀，最后将乳化好的水性刚强砂浆和搅拌好的水泥石英砂一起搅拌，加一份水，搅拌均匀，再用刮刀刮。

②用水性刚强砂浆中涂 BA-1000 配适量水、水泥及 80 目石英砂（BA-1000：水：水泥：石英砂＝1：1：2：4）刮涂中涂层第二道，以达到设计厚度为准。

③用水性刚强砂浆中涂 BA-1000 配适量水、水泥及 100 目石英砂（BA-1000：水：水泥：石英砂＝1：1：2：4）刮涂中涂层第三道，以达到设计厚度为准。

④按配合比搅拌均匀后，无放置时间要求，可直接施工；采用批刀倒退施工，视面积大小确定施工人员数，12h 后施工下一道工序。

⑤施工完毕的检验标准为：涂层不粘手，无发软现象，用指甲划无划痕。

(5)空鼓处理

现场敲测空鼓位置，结合已有结构分缝凿除整块单元脱空混凝土块，重新浇筑 C30 混凝土后施作面层（图 4.3-9）。具体流程为：旧混凝土凿除→清理坑洞→与旧混凝土界面凿毛→涂刷界面剂→浇筑 C30 混凝土→养护。

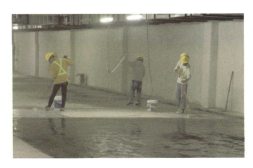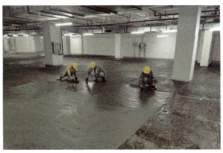

图 4.3-9　空鼓凿除后重新浇筑

(6)基层分缝处理

对于沉降裂缝区域，要切沟槽，并用高强度水泥砂浆或者直接用无溶剂

SPU 填缝砂浆进行补平（图 4.3-10）。

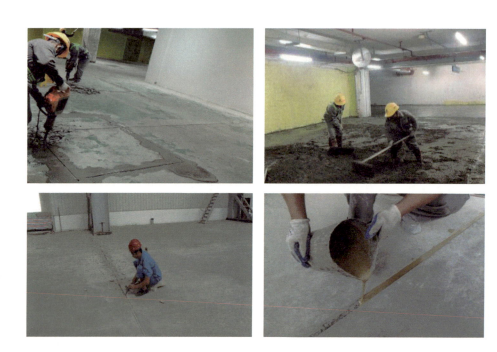

图 4.3-10 基层分缝处理

（7）漏水点处理

①从原渗水点开槽，深度为 300mm，槽底宽 100mm，沟槽引至最近排水沟。排水槽开挖如图 4.3-11 所示。

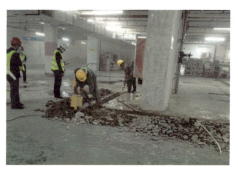
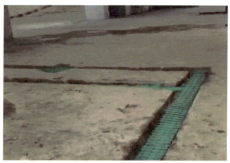

图 4.3-11 排水槽开挖

②槽底铺设土工布等滤膜材料。

③埋设疏水盲管，拟选用160mm管径规格。

④用铺底滤膜缠绕包裹住疏水管。

⑤填充碎石层200mm厚，人工压实。

⑥槽口浇筑100mm厚C30混凝土。

（8）面漆水汽鼓包处理

①清洁地面，去除表面杂质及灰尘。

②采用高效能专业地面研磨机对基面进行细磨，去除表面浮浆及表面异物，用清水冲洗地面配以洗地机清洗地面，并用吸尘机将地面水渍吸干。

③用手动打磨机进行边角打磨处理，如图4.3-12所示。

④采用染色剂（0.2kg/m²）对打磨后的面漆水汽鼓包部分进行处理：

A. 等地面干燥后（24h以上），用低压喷射器喷射一层染色剂。

B. 第一道染色剂表干后，马上喷涂第二道染色剂。

C. 待染色剂全干后（12h以上或第2天），用轻型抛光机轻磨表面以去除表面浮色，对于少颜色的部位进行补色（图4.3-13）。

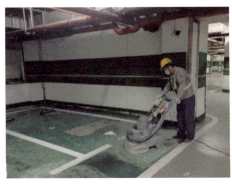
图4.3-12 边角打磨处理

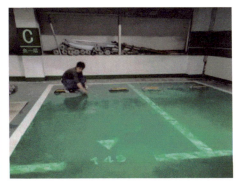
图4.3-13 现场补色

⑤液体渗透固化剂施工

A. 待染色剂全干后，用低压喷射器喷射一层饱和的固化剂（0.5kg/m²）。涂完固化剂后，一定要让表面保持湿润，如果在30min内表面开始发黏，淋水并保持表面湿润，可使用硬毛刷或拖把涂刷，进一步使材料分散均匀，让溶液充分浸润；浸润2h后用清水冲洗地面，用洗地机清洗干净表面残余的固化剂，并用吸水机吸干地面水分，晾干地面。

B. 第 2 天再在表面喷射一层固化剂，并让表面保持湿润，如果在 30min 内表面开始发黏，淋水并保持表面湿润，可使用硬毛刷或拖把涂刷，进一步使材料分散均匀，让溶液充分浸润，浸润 2h 后用清水冲洗地面，用洗地机清洗干净表面残余的固化剂，并用吸水机吸干地面水分，晾干地面。

C. 抛光处理。采用配装有 500 目、800 目、1000 目树脂磨片的高速地面研磨抛光机，逐次对地面进行双向抛光。

D. 精抛光处理。采用配装有 1500 目、2000 目树脂磨片的高速地面研磨抛光机，逐次对地面进行双向抛光。

⑥增光防污剂施工

A. 固化剂抛光完成后，在固化剂表面涂一层增光防污剂（$0.02kg/m^2$），以增强对颜色的保护及地面的抗污性能。

B. 采用高速抛光机装 3 号兽毛垫配合增光防污剂进行双向抛光。

C. 完工后形成有光泽的表面，并具有耐磨、防污功能。

⑦养护

采用自然养护方式，不可用酸性清洁剂清洗或养护地面，可采用高质量中性或弱碱性清洁剂去除污渍。一旦有酸性清洁剂溢出，需马上清洗干净，以避免对地面造成损坏。普通养护清洁可以增强表面的光泽。

2）基层无须处理

基层满足环氧地坪漆施工要求的，可铲除面层后直接施工优质地坪漆。施工流程为：准备工作→剔除原地坪漆→基层打磨→基层清理清洁→环氧地坪漆施工→车位划线→验收。

（1）剔除原地坪漆

根据不同的旧地面结构可选择采用地面产削机或地面喷砂机铣刨，破坏旧表层，形成粗糙面；优先采用喷砂机剔除，若因喷砂机剔除作业强度有限，对于自流层水泥层无法完全清除，则采用铲削机进行基层清理，能够有效地将自流层水泥层及面层剔除。

（2）基层打磨

清除旧面层或基层混凝土破损表层时，采用 12 头大型研磨机研磨至彻底干净，研磨次数为 5～6 次。旧面层需要彻底清理，并露出干净的研磨面。对于凹陷处未磨到的区域，应采用手持小型无尘研磨设备进行清理（图 4.3-14）。

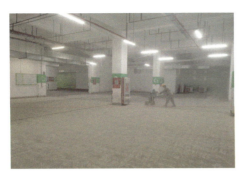
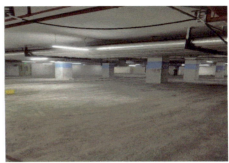

图 4.3-14 基层研磨

(3) 基层清理清洁

对于基层研磨过程中产生的粉末,要分次清理清洁,确保基层彻底清理干净(图 4.3-15)。

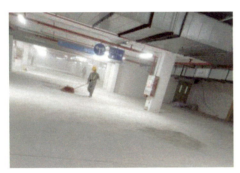
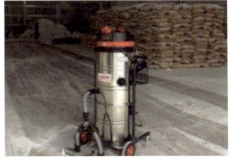

图 4.3-15 基层清理清洁

(4) 环氧地坪漆施工

① 无溶剂环氧底漆二遍

无溶剂环氧底漆 A、B 组分按 4:1 的比例调合,满刮地面,封闭渗透,保证底漆的附着力和渗透力(图 4.3-16)。

② 无溶剂环氧中层砂浆二遍(在打磨地面基础上做平整做实)

无溶剂环氧中层漆 A、B 组分按 4:1 的比例调合,加入石英砂,调成环氧砂浆,满刮施工一道,以增强地面的耐压性、耐冲击性和平整度(图 4.3-17)。

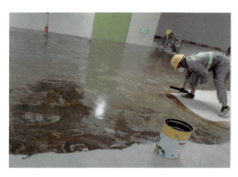 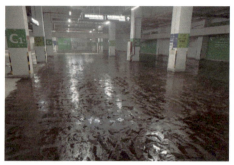

图 4.3-16 底漆施工

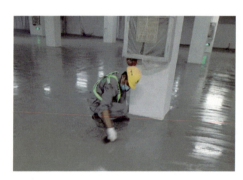 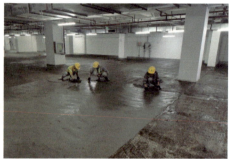

图 4.3-17 中层砂浆施工

③无溶剂环氧中层腻子一遍

无溶剂环氧中层漆 A、B 组分按比例混合 10min 后,加入滑石粉,搅拌均匀成腻子,满刮一遍(图 4.3-18)。

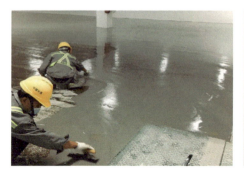 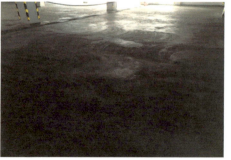

图 4.3-18 中层腻子施工

④无溶剂环氧面漆一遍

无溶剂环氧自流平面漆A、B组分按4∶1的比例混合并搅拌均匀，用2～3mm镘刀进行镘涂施工，要求颜色统一，无刀痕，无交接，无漏涂，不透底，不起泡（图4.3-19）。

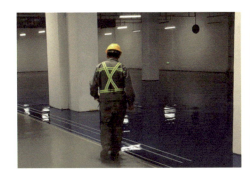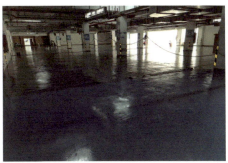

图4.3-19　面漆施工

⑤聚氨酯耐磨面漆一遍

聚氨酯耐磨面漆A、B、C三组分按2∶1∶1.5的比例搅拌均匀后，滚涂于地面。完工后表面色泽应均匀一致，呈细砂纹面效果（图4.3-20）。

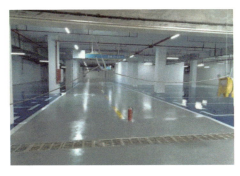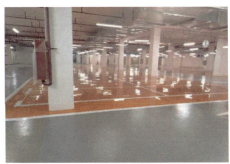

图4.3-20　完工效果

5. 石材地面施工

南方医科大学深圳医院门诊大厅原有地面石材破损、老化严重，局部地面出现蜘蛛网式的碎裂。由于破损面积太大，受概算限制，只能对原有较好的石材进行修缮，对局部破损严重的进行更换。

1）拆除需要更换的块料

（1）拆除前，对拆除部位附近的不拆除的大理石进行保护，可采用3mm厚PVC保护膜覆盖的方式（图4.3-21）。

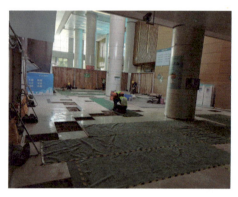
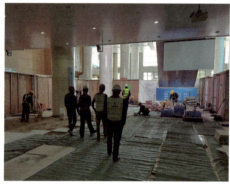

图4.3-21　未拆除大理石保护

（2）拆除施工采用机械与人工相结合的施工方法，充分利用机械的便捷性，同时应注意使用安全。

（3）拆除施工前，应对需要拆除的石材做好现场标识，并应经建设单位、监理单位、使用方确认。

（4）用切割机沿需拆除的石材部位边缘切缝，再用风镐、人工辅助剔除石材（图4.3-22）。

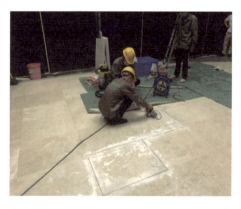
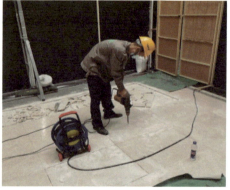

图4.3-22　石材拆除

（5）废旧物品运输：一般情况下，应于拆除后当天晚上运到指定地点堆放，要求当天拆除的物品当晚要基本运完，尽可能地不要给现场留有物品，更不能在拆除现场以外的地方存放物品。所有块装材料及散装物品均装袋后进行外运。

2）局部更换石材铺贴施工局部更换石材铺贴工艺流程为：准备工作→石材地面试拼→铺砌大理石板块→擦缝。

（1）准备工作

①以施工大样图和加工单为依据，熟悉各部位尺寸和做法，弄清洞口、边角等部位之间的关系。

②基层处理：去除地面垫层上的杂物，用钢丝刷刷掉粘结在垫层上的砂浆，并清扫干净。

（2）石材地面试拼

①试拼：在正式铺设前，大理石板块应按图案、颜色、纹理试拼；试拼后按两个方向编号排列，并按编号码放整齐。

②弹线：为了检查和控制大理石板块的位置，根据更换部位周边未拆除大理石拉十字控制线，找出面层标高。

③试排：结合施工大样图，把大理石板块排好，以便检查板块之间的缝隙，核对板块的相对位置。

④刷水泥素浆及铺砂浆结合层：试铺后将干砂和板块移开，清扫干净，用喷壶洒水湿润，刷一层素水泥浆（刷的面积不宜过大，随铺砂浆随刷）。根据板面水平线确定结合层砂浆厚度，拉十字控制线，开始铺结合层干硬性水泥砂浆，厚度控制在放上大理石板块时高出面层水平线3～4mm。铺好后用大杠刮平，再用抹子拍实找平（铺摊面积不应过大）。

（3）铺砌大理石板块

①先用水浸湿板块，待擦干或表面晾干后方可铺设。

②根据十字控制线进行铺砌。先试铺，即搬起板块对好纵横控制线，铺落在已铺好的干硬性砂浆结合层上，然后用橡皮锤敲击木垫板（不得用橡皮锤或木锤直接敲击板块），振实砂浆至铺设高度后，将板块掀起移至一旁，检查砂浆表面与板块之间是否密实，否则应用砂浆填补。试铺后可正式进行铺砌施工（图4.3-23）。

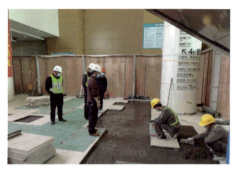 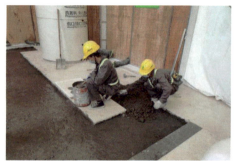

图 4.3-23　铺砌大理石板块

（4）擦缝

在板块铺砌 1～2d 后进行云石胶擦缝。选择与大理石颜色相同的云石胶灌入板块之间的缝隙中（可分几次进行），并用长把刮板把流出的云石胶刮掉。以上工序完成后，对面层加以覆盖，养护时间不应少于 7d。

3）整体地面打磨养护施工要点

（1）石材地面完成面清理：进行石材地面结晶处理之前，铺贴完成面整体平整，无色差，每块石材之间对角平齐，地面采用干燥、清洁的地拖清理干净，地面无砂粒、杂质。

（2）石材缝隙云石胶修补：整体清理完成后，使用云石胶对每块石材上小的斑点进行修补，石材之间的缝隙使用小抹子用云石胶进行修补、嵌平，并用小块干净抹布逐块清洁完成部分。云石胶修补后，必须等胶干透才可以实施下道工序。

（3）整体地面研磨：待云石胶干透后，使用打磨机对整体地面进行打磨，采用整体横向打磨的方式，重点打磨石材间的嵌缝胶处（石材之间的对角处）以及靠近墙边、装饰造型、异型造型的边缘处，保持整体石材地面平整。完成第一遍打磨后，重新进行云石胶嵌缝，嵌缝完成继续进行第二次打磨。然后用地台翻新机配合钢金石水磨片，由粗到细，共需完成 8 次打磨，最终打磨至地面整体平整、光滑，再采用钢丝棉抛光，抛光度达到设计要求的亮度（90度），石材之间无明显缝隙。

（4）地面干燥处理：打磨完成后，使用吸水机对地面的水分进行整体处理，同时用吹干机对整体石材地面进行干燥处理。如果工期允许的话，也可以采用自然风干,保持石材表面干燥。

(5)地面结晶处理:地面边洒 K2、K3 药水,边使用多功能洗地机转磨;使用清洗机配合红色百洁垫,将 K2、K3 药水配合等量的水洒到地面;使用 175 转/min 擦地机负重 45kg 开始研磨,热能的作用使晶面材料在石材表面晶化后形成理想的表面效果。

(6)整体地面养护处理:对于空隙度大的石材,应涂刷大理石防护剂,12h 后用洗地机在地面交替完成 K2、K3 药水转磨,即 K2-K3-K2-K3-K2 共五遍,再换上白色抛光垫,喷上少量的 K1 药水,重新抛磨一次,以此增加整个地面的晶面硬度。

(7)地面清理养护:当石材表面结成晶体镜面后,使用吸水机吸掉地面的残留物及水分,最后使用抛光垫抛光,使整个地面完全干燥,光亮如镜,如果局部损坏可以进行局部保养。石材完工效果如图 4.3-24 所示。

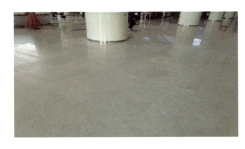
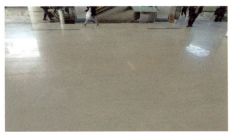

图 4.3-24　石材完工效果

6. 老旧建筑 PVC 地胶板地面施工

1)PVC 地胶板施工要求

(1)基础地面应为压光抹平的水泥找平层或细石混凝土找平层。基础地面的表面视觉及脚感要求为基本平整(无明显的凹凸不平、接缝位置无明显高低差等)、干燥无积水、坚固结实(无酥松、起砂、空鼓、开裂等现象)、清洁(没有颗粒、积尘和油污等)。

(2)基础地面有酥松、起砂等情况时需要做固化处理,以增强基础地面的强度和硬度;有凹凸明显、开裂、空鼓等情况时需要敲掉地面,重新做水泥找平。对于地面的油漆污迹以及涂料、乳胶漆、腻子粉、油渍等污渍,必须铲掉并清除干净。

（3）建筑物的第一层和地下层必须做防潮处理。

（4）基础地面的平整度：要求 2m 直尺范围内落差小于 4mm。

（5）基础地面的硬度：不低于 1.2MPa。

（6）基础地面的强度：不低于混凝土强度等级 C20 的要求。

（7）基础地面的含水率：小于 5%。

（8）现场环境的温湿度：温度以 15℃为宜，空气湿度应保持在 20%~70%。

2）PVC 地胶板施工

（1）对于基层满足要求的情况，在铲除掉原有自流平后，重新施工自流平，再更换 PVC 地胶板。

（2）对于基层轻微起砂、无空鼓开裂的情况，在铲除掉原有自流平后，可不拆除原地面找平层，经专用渗透加固剂处理后，重新施工自流平 +PVC 地胶板。

（3）对于基层存在严重起砂、没有强度等问题的情况，可参考上文中轻集料地坪及其面层的处理方式。

（4）遇地面基层开裂（没有空鼓等其他问题）时，对于宽度小于 2mm 的裂缝，采用自流平砂浆修补；对于宽度大于等于 2mm 的裂缝，参考车库环氧地坪的做法，采用环氧树脂类材料灌缝注浆处理。

（5）遇瓷砖地面时，若瓷砖地面完好，可考虑不拆除，先用水泥基自流平对瓷砖面进行找平（重点处理瓷砖间拼缝），再施工 PVC 地胶板。

7. 顶棚施工

石膏板、轻钢龙骨铝单板顶棚需拆除原有顶棚，按常规施工工艺施工新顶棚。

8. 机电工程施工

包括更换破损开关、插座面板及照明明装线管、空调风管及风口等。

4.4 修缮项目验收

4.4.1 过程验收

由于项目按批次施工，完成后必须马上投入使用，因此项目团队严格执行材料进场验收及工序举牌验收制度，确保不留死角。在本批次完工后，组织工程各责任主体单位和使用单位共同验收，并同时移交场地，以满足使用要求（图 4.4-1）。

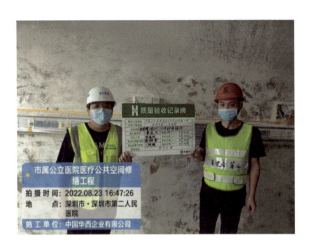

图 4.4-1　过程验收

4.4.2　竣工验收

按照建筑工程竣工验收的流程，分阶段进行初步验收和竣工核验。在深圳市建筑工程质量安全监督总站验收小组见证监督下，各方责任主体核查现场的施工质量和材料使用符合规范和设计要求，满足使用功能和使用安全的条件，一致同意工程合格，确认正式验收报告，在完成相关工程验收流程后，正式竣工。

4.5　项目质量回访制度

本项目涉及多家医院，每家医院为独立单体；采用多批次修缮，每批修缮完工后需立即交付院方使用。为了改善用户体验、保证修缮效果、及时发现问题供尚未开展修缮的批次借鉴，项目团队针对每批次完工内容定期开展质量回访，系统排查问题并询问医护人员使用体验。

下面以深圳市儿童医院、深圳市人民医院为例，对回访情况进行剖析。

4.5.1　深圳市儿童医院回访

深圳市儿童医院主要修缮区域为地下车库，原地坪为环氧地坪及水泥地坪，经与院方协商，采用环氧地坪并按照楼层进行分区域施工，先实施地下二、三层，最后实施地下一层。项目定期回访时发现，地下二、三层车库正常，地下一层C区环氧地坪出现起鼓现象。针对该情况，项目团队及时与院方沟通，查找问题原因并制定相应的解决方案。经深入分析查验，发现该区域建成投入使用年限已达十几年且底部为回填土，无架空层，底部水汽往上部渗透，导致环氧地坪起鼓出现质量问题。项目参建单位针对该区域特殊情况，采用透气性渗透加固剂进行处理，通过试验验证效果后及时施工，圆满解决了水汽问题，并为后续北京大学深圳医院、深圳市人民医院等医院车库修缮提供了可借鉴的经验。

4.5.2　深圳市人民医院回访

深圳市人民医院主要修缮区域为外科楼病房墙面和地面，地面主要为更换PVC地胶板，墙面为树脂板。为保证院方正常运营，人民医院修缮为分多批次进行。第一批为2021年2月春节期间移交进行施工，于2021年3月底完成施工并移交院方使用。在第二批次修缮开展时，项目团队组织对第一批次区域进行了质量回访。回访发现，靠近卫生间部位PVC地胶板出现起鼓现象、走廊内卫生间外侧部位出现局部变形现象。项目参建单位通过勘察、召开专题会、邀请专家指导、试验验证等手段明确了问题出现的原因，即卫生间门槛石、门套及墙面渗水导致，并采取针对性措施解决了第一批次出现的问题，为后续批次修缮施工提供了经验。

4.6　修缮项目管理

4.6.1　集群化进度管理

1.进度计划表制定

建设准备阶段，项目负责人依据进度目标编制了9家医院修缮工程施工总进度计划，如图4.6-1所示。

第二篇 修缮篇

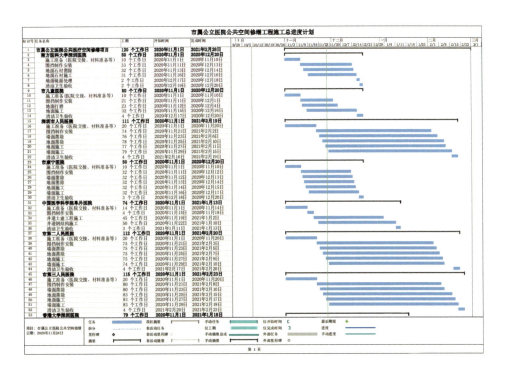

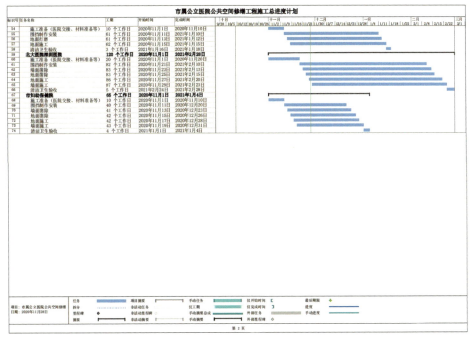

图 4.6-1 修缮工程施工总进度计划示意图

2. 进度管理措施

1）组织措施

如表 4.6-1 所示。

组织措施　　　　　　　　　　　　　　表 4.6-1

措施项	具体实施计划
项目组织机构	配备综合素质高、协调能力强、工作作风硬的项目管理人员，制定具体的总承包管理方案，并不断总结与改进，杜绝因工作能力不足造成施工脱节、资源浪费、工期延误的现象发生
建立奖罚机制	项目经理部实行分工负责，公司各职能部门进行目标管理，建立严格的激励机制与约束机制，推行计划性和创造性并重的工期管理理念，围绕总工期制定工作计划，逐月检查落实和实施奖惩
制定责任制度	以总的工期目标为依据，按时间段分解为不同的进度分目标，建立起一个以分解进度目标为手段、以进度控制为目的的工期保证体系，实行四级进度计划（总计划、年计划、月计划、周计划）管理，并制定进度责任制度，落实到人
强化工程例会	建立并坚决落实每周工作协调会、每日现场协调会制度，使施工各方信息交流渠道通畅，落实进度计划保证措施，做好施工中的计划、统筹、协调与控制，及时解决施工过程中遇到的各种困难、问题等；总结计划完成情况，分析工程进展形势，协调各方关系，制定工作对策

2）管理措施

如表 4.6-2 所示。

管理措施　　　　　　　　　　　　　　表 4.6-2

措施项	具体实施计划
管理思路	以关键线路和次关键线路为纲，以其网络计划中的起止点为控制点，在施工中针对不同阶段的重点和施工时的相关条件制定实施细则，对于哪些必须先做、哪些可以迟做，为别的工序让路、哪些可以同步施工节约工期，做出具体的分析研究和平衡协调
资源计划	根据总工期、阶段工期和分项工程量，制定劳务、资金、材料、机械等资源计划，并按照最迟完成或最迟准备插入时间的原则，制定各类资源计划的保障措施，做到施工有条不紊、有备而来、有章可循

续表

措施项	具体实施计划
沟通协调	充分协调好与建设、监理、设计、分包单位及社会各界的工作关系,争取到他们对本项目施工的理解、支持与帮助,使施工过程中出现的困难、问题等能够及时、快捷地解决,从而创造良好的施工环境和作业条件
班组竞赛	引入先进竞争机制,本着稳中求快的原则,在各施工班组间开展比进度、比质量、比安全、比文明施工的劳动竞赛活动,奖优罚劣,充分调动广大施工人员的工作积极性和创造性
旁站监督	加强现场施工进度旁站监督,加强质量检查和成品保护工作,尤其是样板间的贯彻和施工过程中的检查工作,确保各道工序顺利一次成功,减少返工、窝工造成的时间浪费和对其他工序工程的延误
分包管理	立足于承包商的地位,本着对整个工程负责任的态度,按照本项目施工合同中规定的权力、责任和义务,以合约为控制手段,以总控计划为准绳,对各分包商进行全面的协调、管理与服务。同时,最大限度地发挥综合协调管理优势,充分调动各分包商的积极性

3)技术措施

如表 4.6-3 所示。

技术措施　　　　　　　　　　　　表 4.6-3

措施项	具体实施计划
施工部署	根据本项目的工程特点,集中力量,突出重点,制定严密、紧凑、合理的施工穿插,减少技术间歇,避免停工窝工,从而加快施工进度
方案先行原则	坚持"方案先行,样板引路"的原则,编制有指导性的施工组织设计和有针对性的专题施工方案,并进行详细的施工技术交底,使工程施工有条不紊、按期保质地完成
制定标准	制定各工序的操作规程和质量标准,强化施工现场管理,做到文明施工,努力实现施工管理的标准化、科学化、合理化,使施工生产有条不紊。同时,制定科学合理、切实可行的雨期施工方案和防大风、暴雨、炎热措施
深化设计	提前进行图纸深化设计,及时协调配合施工详图的设计,保证图纸能够及时、准确到位。同时,节假日期间与建设单位及监理单位协调好各项事宜,针对图纸问题、现场问题等提前向建设单位、监理单位报送联系单
动态纠偏	利用梦龙、Project 等计划编制软件,推行全面的进度计划动态管理,及时了解和掌握与施工进度相关的各种信息,不断将工程进度与计划进度进行比较,发现工程进度滞后时要分析其原因及影响,提出改进措施,保证按既定计划目标实现

4）资源保证措施

如表 4.6-4 所示。

资源保证措施　　　　表 4.6-4

措施项	具体实施计划
劳动力保障措施	1. 选择有实力、素质好且数量能满足施工生产需要的劳务，并在劳务合同中明确约定各工种的人数及进场时间
	2. 除春节以外的节假日期间照常上班；为了避免春运高峰，春节前预订好回家工人的车票，并提前租赁好工人返回深圳的客车
	3. 如春节必须施工时，积极做好工人的思想工作，让他们认识到工程的重要性；同时，提高劳动待遇，补偿经济奖励
材料保障措施	1. 严格执行国家劳动法，对在节假日期间加班的人员支付相应报酬，并发放相应补助，提高职工的工作积极性
	2. 按计划组织分批进场，确保材料供应及时、足量、质量合格
	3. 随时掌握施工材料使用的时间要求以及市场供应情况，预留足够的加工时间
	4. 现场材料储备应有一定的库存量，以保证工程进度提前或节假日运输困难时的工程需要，确保现场施工正常进行
机械保证措施	1. 对于分包单位自购材料，应督促编制进场计划和监督落实材料进场
	2. 做好自供和分包材料质量验收工作，填写开箱记录，办理交接手续
	3. 做好自供材料保管工作，对于露天堆放的建筑材料及设备等应采取遮盖、搭棚等保护措施
	4. 按计划组织进场，及时安装、调试妥善待用
	5. 机械设备进场安装、调试后，应按有关规定组织相关专业人员进行验收，合格后方可使用
	6. 机操人员持证上岗，并根据"定机、定人、定岗"的原则明确职责
资金保障措施	1. 实行专款专用，建立工程周转基金，为工期计划的实现提供资金保证
	2. 根据施工进度计划、劳务进退场计划及物资采购供应计划等编制资金使用计划，安排好流动资金
	3. 及时支付劳务队伍、分包商、供应商的费用，防止施工中因为资金未支付到位而影响工程进展

5）人员管理措施

（1）施工班组人员管理

选择公司长期合作、信誉良好的劳务班组进行招标，签订劳务合同。根据医院修缮工程量及修缮工期，对需要的施工工种、人数进行计划，建立班组名单，并逐一核对名单人员，确保修缮施工人员的稳定。

根据修缮项目春节加班需求，做好春节加班总动员工作。春节期间，深圳市建筑工务署及相关单位领导到项目慰问并发放慰问礼品；同时，按照政府节假日工资补贴规定，提高留深施工人员的工资待遇。

针对春节等重大节假日施工，应提前与班组协商施工、劳务人员保证等事宜，完善书面承诺等手续，确保劳务班组人员能满足现场施工要求。同时，提前做好春节等重大节假日劳务班组人员流动与更换的应急准备。

（2）分供应商管理

为做好修缮总动员工作，项目部召集材料供应商等相关管理人员召开修缮工作动员会，由深圳市建筑工务署项目组负责人和施工单位领导与班组、材料供应商签署修缮完成节点"责任状"（图4.6-2），明确修缮进度节点考核目标、工程质量目标、安全文明目标及考核办法。对达到考核要求的材料供应商及参建单位，纳入优秀供应商及优秀班组评选范围，给予通报表扬和奖励；对组织不力、投入不足，不能按工期完成的供应商或班组，给予不合格评价并纳入"黑名单"，或建议深圳市建筑工务署将不合格供应商纳入"黑名单"。

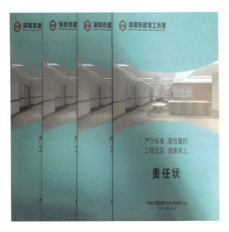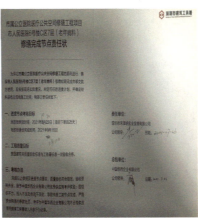

图 4.6-2　责任状

4.6.2 集群化质量管理

1. 设计质量管理

1）样板开路

结合各医院的个性化需求，按设计方案施工样板间供院方选择；医院确定样板后，进行升华设计和材料订货，并以样板指导施工，确保设计质量。样板间方案如图 4.6-3 所示。

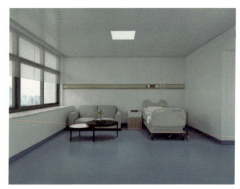 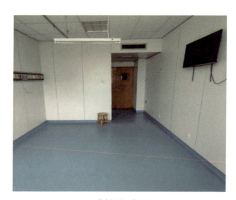

（a）样板间效果图　　　　　　　　　　（b）样板间实景

图 4.6-3　深圳市第二人民医院样板间方案

2）建立设计方案标准

根据设计效果图编制六大工种标准节点图及工艺平面图。为满足施工需求，节点图、工艺平面图应经项目组开会确认后实施。相关标准如图 4.6-4 所示。

3）驻场设计

设计师驻场工作主要包括如下内容。

（1）协同项目负责人对施工图纸进行审阅，针对图纸及现场存在的问题，内部协商好解决方案后参与项目施工现场的配合与交涉（图 4.6-5）。

（2）协调设计方与施工方之间的各方面工作，准确表达设计意图，确保方案设计概念与现场施工及现场各项条件相吻合。

（3）与甲方和 EPC 项目部沟通，妥善解决现场问题，处理现场施工过程的相关设计细节。遇到现场问题时应及时与项目负责人沟通,做好现场情况与管理部门之间的信息传递与对接。

(4)分批做好工地巡场工作,及时对现场施工状况等相关问题进行记录并将现场情况汇报给项目负责人,以便负责人随时了解现场动态和及时得到相关人员的意见。

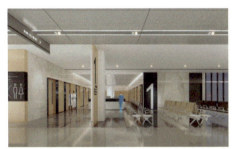

墙面—树脂护墙板到顶;地面—石材
(a)大堂标准

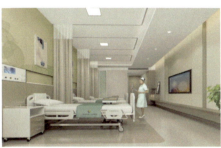

墙面—涂料、局部树脂板;地面—PVC地胶板
(b)病房标准

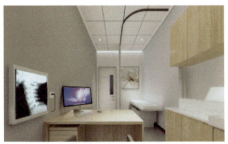

墙面—涂料;地面—PVC地胶板
(c)诊室标准

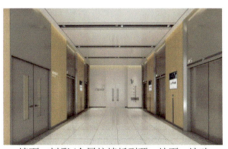

墙面—树脂/金属护墙板到顶;地面—地砖
(d)电梯厅标准

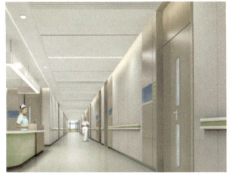

墙面—树脂护墙板到顶;地面—PVC地胶板
(e)走道标准

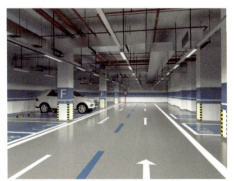

墙面—腻子+无机涂料;地面—环氧地坪漆
(f)车库标准

图4.6-4 设计方案标准

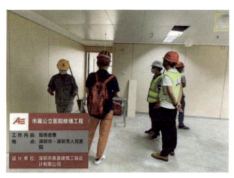 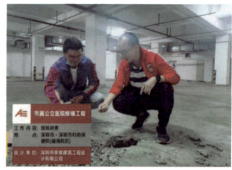

图 4.6-5　设计师驻场协助施工

（5）由于修缮项目施工零散、范围广，因此施工图需要反映所有变更与细节，驻场设计代表应定期梳理记录现场做法与图纸不符以及未及时变更的问题，以便项目组及时跟进，集中处理问题。

2. 施工质量管理

施工质量管理由深圳市建筑工务署、各医院、咨询单位和施工单位项目负责人四方管理；按各院策划的施工方案，分片区进行施工质量管理。

1）样板引路

建筑行业普遍存在的问题是施工队伍流动性大，施工人员操作技术水平参差不齐，并且施工工艺越来越复杂，这也是导致当前建筑施工质量不佳的重要原因。因此，实行"样板引路"制度，对各项工序建立"样板"，通过实物展示，可将复杂的程序简单化，将工艺定型化、规范化；再配以相应的作业指导书，将工艺流程、操作方法交代清楚，作业人员就可以有样学样，用样控制，将偏差控制在允许范围以内，从而可用最短的时间来掌握某种施工技术。同时，施工样板也是对各施工工艺的提前演练，便于及时发现和解决问题，有效避免结构施工中因工序交叉、组织安排不合理造成的施工难题。

样板引路施工注意事项：

（1）样板施工前各部位做法已确定，各材料已按进度要求进场，现场见证取样送检合格。

（2）样板集中展示部位须将操作规程、质量管理制度、措施、安全施工注意事项全部挂牌上墙。

（3）样板验收合格的部位或构件要挂"验收合格标识牌"；验收不合格的

要立即整改，直到合格为止，并将实测实量的结果标注于被测量的构件上。

（4）在样板集中展示部位设置班前讲评台，通过讲评，向工人普及住宅质量通病防治及安全文明管理的意识及措施。现场依据样板进行交底。

（5）施工过程中应及时收集样板施工的图片或影像资料，及时办理好所有隐蔽验收手续，确保有案可查；施工完成后可制作幻灯片作为后期施工交底资料。

（6）施工过程中应做好现场文明施工工作，做到工完场清，现场无垃圾、杂物，无剩余材料，并派专人进行日常维护。

（7）及时将相关资料报监理、甲方、质量监督人员检查验收。

2）建立施工工艺标准

各医院主要修缮内容大同小异，为了统一施工工艺，确保修缮品质，同时提升施工效率，应先分析判断修缮项目有代表性的施工工艺，将其定为施工工艺样本，待现场施工完毕，经建设单位、院方、咨询单位确认验收通过后，在各医院推广应用。修缮施工过程中如发现通病问题，应及时查找原因，调整工艺做法，优化管理措施，并在各医院推广应用。

3）工序验收

本项目主要施工内容为装饰装修工程。为加强工程质量把控，加强细节控制，提升施工质量，将施工内容按工序进行分解，验收环节细化下沉。与一般的按检验批验收不同，本项目按照工序进行验收，如对涂饰施工，按照铲除—界面剂施工—第一遍腻子—第二遍腻子—打磨—底漆—第一遍面漆—第二遍面漆—第一遍罩面漆—第二遍罩面漆的工序进行验收。如图4.6-6所示。

4）现场管理

（1）过程巡检

为更好地把控项目落地效果，修缮过程中，项目咨询单位、深圳市建筑工务署、院方执行巡场机制。设计院还委派方案主创设计师主导每次设计巡检，对现场进行全方位检查，重点对施工工艺细节、现场施工与图纸一致性及材料、设备性能参数进行核查。

（2）及时解决施工"疑难杂症"

对于施工过程中出现的"疑难杂症"，设计单位及时赶赴施工现场，与EPC各单位共同讨论解决方案，争分夺秒攻坚克难，凝聚合力清除施工障碍，共同助力项目进度目标。

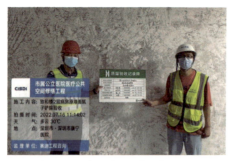（a）墙面腻子铲除验收

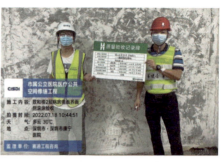（b）墙面界面剂滚涂验收

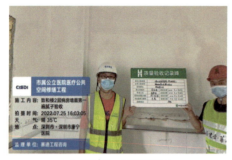（c）墙面第一遍腻子验收

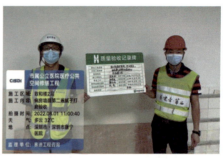（d）墙面第二遍腻子打磨验收

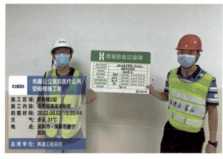（e）墙面底漆滚涂验收

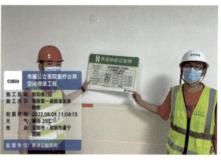（f）墙面第一遍面漆滚涂验收

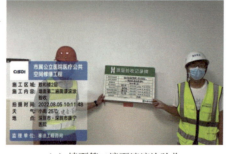（g）墙面第二遍面漆滚涂验收

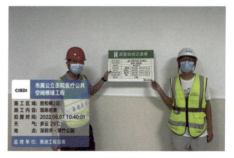（h）现场巡查

图 4.6-6　深圳市康宁医院致和楼 2 层病房现场工序验收

（3）积极提供设计引导

本着"以人为本"的设计初衷，项目组根据施工方案提出合理建议，通过对设计方案的进一步优化，针对施工过程中出现的问题，向施工单位提出意见，以满足设计方案和施工方案的要求，实现设计与施工的有机结合，保证工程质量和工作效率。

此外，项目组还应就现场问题变更的设计方案及时进行沟通交流，对修改的设计方案及时进行交底，从而保证现场问题解决的及时性与准确性，进一步提高施工效率、降低施工成本。

3. 材料质量管理

1）材料进场质量管理

为更好地把控施工效果，从源头保证施工质量，对项目所涉及的材料实行品牌申报、样板选择、进场验收、使用申报、材料抽检等环节的控制。

（1）品牌申报

根据招标文件及合同约定，结合深圳市建筑工务署材料管理相关规定，由总承包单位对拟使用的材料进行申报，对材料品牌、供应商情况进行把控，杜绝假冒伪劣产品。

（2）样板选择

由总承包单位根据经使用单位院方确认的效果图，选择申报完品牌的材料样板，由建设单位、全过程咨询单位、设计单位、总承包单位从中选出推荐样板后与院方沟通，各方对确定的样板进行签字确认。

（3）进场验收

材料进场后，由全过程咨询单位、总承包单位共同对进场材料进行验收，查验材料种类、数量、出场合格证、检验报告等证明文件，对满足验收要求的进行举牌验收，并及时取样送检。

（4）使用申报

对检验合格的材料，准许进行使用；对检验不合格的材料，按规定进行复检或退场处理。

（5）材料抽检

材料进场后，严格按规定做好现场取样送检等工作，确保现场养护室环境条件达到规定的要求，对试验和检测数据的真实性负责。

根据项目进度，由建设单位委托第三方材料巡查单位不定期对项目材料使用情况进行抽样送检，确保材料满足要求。

2）材料加工质量管理

（1）项目考察

EPC项目部组织针对厂家已完工工地进行现场考察（图4.6-7），确认整体效果及材料排版方式、收边收口、踢脚线及防撞扶手等施工细节处理措施。

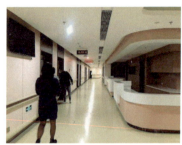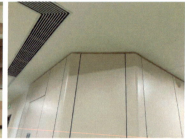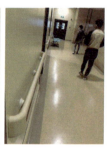

图4.6-7　项目现场考察

（2）工厂考察

EPC项目部组织设计和监理人员到材料工厂进行现场考察（图4.6-8），确保原材料质量满足设计及施工规范要求。

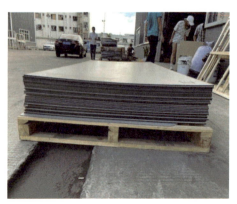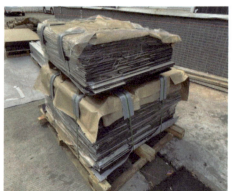

图4.6-8　工厂现场考察

（3）材料定样

设计师先联系材料供应商送样，进行第一轮效果把控；EPC项目部内部统一意见后向项目建设方汇报，确认后，项目组联系医院方进行汇报确认；各方代表共同签字确认后方可施工。

4.6.3 集群化投资管理

项目总体按照不突破修缮原则、限额设计、动态管控的要求进行投资控制。

1. 限额设计管理

本项目在概算批复前，按照立项文件金额进行限额控制；概算批复后，按照概算批复金额进行限额控制。项目严格按照拟定修缮原则、概算批复内容开展设计施工。本项目限额设计主要措施如下。

（1）项目设计时，在设计限额的基础上结合项目的设计内容进一步分解投资，明确投资控制主要指标，在编制项目施工预算时明确限额设计依据并逐步细化落实。

（2）通过多方案技术经济比较，对项目的设计方案进行论证、研究，有效地控制投资，确保本项目设计限额要求符合总概算及预算。同时，在设计中考虑备选方案，以便预算突破概算时可以及时调整。

（3）提高工程造价的准确性，认真分析可能影响造价的各种因素（如自然条件和施工条件等），准确选用定额、费用和合理的市场价格等各项编制依据，使工程造价能够完整地反映设计内容，合理地反映施工条件，确保工程造价得到有效控制。

（4）严格控制设计修改，确保施工图预算不突破项目的概算批复造价。

下面以抗菌树脂护墙板集约用料策划为例说明限额设计优化管理工作。

本项目修缮医院大部分为老旧医院，在运营过程中部分医院还进行过改造，标准楼层的房间尺寸均存在差异，导致修缮过程中，不能大批量地进行材料定尺加工，而树脂板出厂规格为定尺生产，故本项目树脂板存在较大损耗，造成成本大幅度增加。

为了解决上述问题，经项目部和供应商协商，利用供应商技术优势，采用树脂板统一排版、集中加工后成品送货的方式，并以实收的方式结算，将施工现场和加工厂家进行责任捆绑，有效地控制了材料损耗。

2. 概算审核

在各医院修缮内容和修缮方案确认后，项目团队完成向发展改革部门的项目概算报审工作。概算审核要点如下。

（1）审核初步设计文件的设计深度是否符合住房和城乡建设部发布的《建筑工程设计文件编制深度规定》。

（2）审核初步设计方案是否全面优化，是否经济适用；方案需符合科学性、经济性、合理性原则。

（3）审核初步设计方案对建筑法规及技术规范的满足程度，以及所采用法规及规范的全面性、准确性和时效性。

（4）审核概算文件、概算的项目与设计方案的一致性及概算费用构成的准确性。

（5）审核概算编制依据是否合法、合规，以及编制概算所用的概算定额、设备和材料价格、费用取费标准等是否符合现行深圳市计价规定。

（6）审核概算的完整性，比如是否有故意漏列、少算和多列，是否有设计范围外工程混入概算之内的。

（7）审核概算的准确性，比如在准确计算并确定概算书的量、价、费的基础上，复核工程列项是否正确，数据计算是否准确，定额子目套用是否正确，材料、设备价格的依据是否充分。

（8）措施费中计取的费用应有依据。

（9）审核费用取费标准和费用计算基数是否正确。

（10）审核其他直接费的计取内容是否符合规定，是否有重复计取的情况；对图纸设计深度不够、图纸标示不清或暂无法确定、在概算阶段暂无法准确计算的项目和价格的处理方式是否正确等。

（11）审核初设投资规模与项目立项的符合性、投资的完整性及准确程度。申报概算投资应与项目立项同口径对比，说明调整分析原因。审核概算文件的完整性和准确程度，做到不高估冒算、不漏项、不错计等。

3. 预算控制

为规范国有资金投资建设工程材料设备询价采购行为，提高国有资金的使用效益，在项目实施过程中对有新增材料或采购估算价超过20万元的材料，须按照《深圳市建设工程材料设备询价采购办法》执行,依法进行询价招标采购工作。

传统的询价存在着诸多弊端,主要表现在:①询价信息公开范围狭窄,导致信息沟通严重受阻,降低了采购效率,损害了采购的公平性;②询价方式较为单一,传统的电话、传真等询价方式容易导致供应商报价存在差距,影响询价比价效果和效率,比价工作缺乏透明度。

本项目采用询价采购,可以实现询价采购科学化管理;同时,遵循比质比价的市场办法,实行采购人负责制,既保证了采购质量,又明确了询价采购行为的责任和义务,不仅较大程度地满足了采购人的质量需求,相比公开招标,还较大幅度地缩减了采购周期。

本项目通过规范的询价采购程序,以公开、公平、充分竞争的询价方式确定材料定价,为工程顺利结算提供了计价依据。

4. 动态控制

本项目中,各院修缮需求不尽相同,且因各院医疗条件、功能及患者情况的特殊性,开工时间也不尽统一。在投资控制方面,项目前期从设计上进行了限额设计和优化设计,也在项目概算审核和施工预算的材料采购询价等方面采取了有效控制措施。但由于项目本身属于修缮,尽管明确了修缮范围,实施过程中施工边界交叉情况依然不够清晰,基层条件相差也较大,修缮采用的技术措施及工程量有很大变化,势必造成成本增加及造价变化。而各院分期分批的造价增加累积后,就可能出现超出概算的不利情况。

为了有效控制成本增加,保证修缮项目整体不出现超出概算的情况,本项目对工程造价采取分院分段动态控制措施,即在施工过程中,当各医院每批次移交范围确定后,EPC项目部商务组人员立即计算工程量,按合同清单单价计算出当期直接费产值,与概算批复中的直接费进行对比,并完成比例计算(表4.6-5)。当各院修缮工程进行到最后一两个批次,各期汇总也接近概算批复金额时,项目组即会同院方召开专题会,通报修缮进度及产值完成情况,对后期修缮的范围进行适当调整,从而在圆满完成修缮工作、满足院方需求的同时,保证该院的投资控制不超过概算(表4.6-6)。

某医院各批次完成投资统计表　　　　表 4.6-5

序号	移交批次	完成比例	累计比例	备注
1	第一批	11.53%	11.53%	
2	第二批	13.03%	24.56%	
3	第三批	7.04%	31.60%	
4	第四批	8.09%	39.69%	
5	第五批	8.40%	48.09%	
6	第六批	5.15%	53.24%	
7	第七批	6.88%	60.12%	
8	第八批	3.21%	63.33%	

修缮项目各医院完成投资统计表　　　　表 4.6-6

序号	医院名称	完成比例	备注
1	深圳市人民医院	98.34%	
2	深圳市第二人民医院	63.33%	
3	深圳市第三人民医院	97.37%	
4	深圳市儿童医院	85.32%	
5	香港大学深圳医院	57.05%	
6	深圳市康宁医院（罗湖院区）	96.29%	
7	南方医科大学深圳医院	72.98%	
8	北京大学深圳医院	69.62%	
9	深圳市妇幼保健院（福强院区）	51.28%	

5. 结算控制

项目概算批复最终确定有 9 家医院同时施工，过程结算在施工过程中分医院或分段进行，以进一步实现工程造价的动态控制，减少发承包双方或其委托的工程造价咨询的重复计量与核价工作。此外，通过建立工人动态花名册、考勤与工资发放实名到位、工人工资月结等措施，有效避免了因工程款拖欠导致农民工工资拖欠的情况。

本项目采用计划先行、过程管控的模式,将竣工结算工作前置,以过程分阶段结算的方式,将工程结算与整个项目管理融为一体。在这种模式的结算带动下,能够有效地解决问题,并有利于整个项目的管理。

对于政府投资项目,实施过程结算强化了对施工过程造价的控制,可大大节省竣工结算编制和审计的时间,降低竣工结算难度,也有益于提高资金使用效率以及合同履约的风险防范能力。

相较于竣工结算,推行施工过程结算,主要作用是规范施工合同管理,避免发承包双方争议,节省审计成本,有效解决"结算难"的问题。

4.6.4 集群化安全管理

1. 建立健全项目集群化安全生产组织架构

(1)项目团队根据分区实际情况统一建立集群化安全生产组织架构,根据组织体系明确各层次部门以及相关人员的岗位职责,对实现安全生产要求负责,做到安全生产工作责任横向到边、层层负责,纵向到底。

(2)成立安全生产工作领导小组,项目主任任组长,总监理工程师和项目经理任副组长,其他管理人员和分包单位负责人任对应分区小组成员,共同对项目安全生产履行计划、组织、指挥、协调和管控职能。

(3)配备足够专职安全管理人员,总指挥部设安全总监,各施工医院根据施工作业面大小配备专职安全员。

(4)项目团队每周组织一次项目安全例会,协调处理项目安全生产各项工作(图4.6-9)。

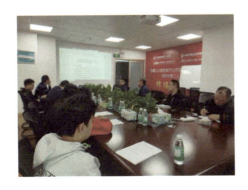
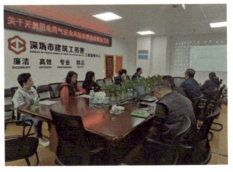

图 4.6-9 每周一次项目安全例会

2. 建立健全隐患排查和治理体系

建立隐患排查治理、报告和整改销项管理制度，建立有效控制和消除隐患的长效机制。

（1）日常安全巡查：由项目安全总监带队每日对各医院进行巡查，各医院专职安全管理人员每日对施工现场进行全覆盖安全监督检查（图4.6-10）。

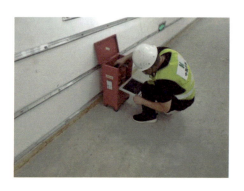
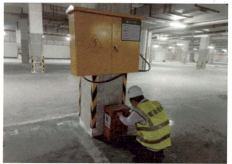
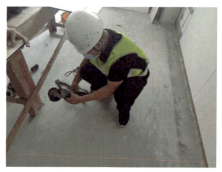

图4.6-10　日常安全巡查

（2）每周安全检查：由项目经理牵头，安全管理部门组织，建设单位、监理单位、施工单位相关部门及分包单位负责人、项目专职安全管理人员参加；检查范围覆盖施工、办公及生活区（图4.6-11）；留存书面安全检查记录，对隐患下达安全隐患整改通知书，对重大安全生产隐患下达局部停工整改令。

（3）月度综合大检查：每月由使用单位、建设单位、监理单位、施工单位联合组织开展综合大检查，依据《建筑施工安全检查标准》JGJ 59-2011对项目生产活动区域开展细致全面的隐患排查。

（4）专项安全检查：根据项目相关要求及实际情况，不定期开展各类安全专项检查、季节性安全检查及节假日安全检查。

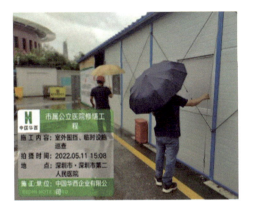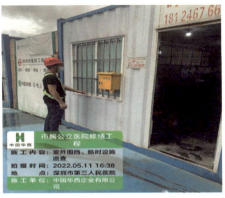

图 4.6-11 每周安全检查

（5）项目组织、日常巡查、每周检查专项检查后，通过智能化管理系统及时下发隐患整改单，并分派到具体责任人。

（6）隐患整改的主管部门和人员按"五定"原则（定责任人、定时限、定资金、定措施、定预案）落实隐患整改；对于暂时不能整改的隐患或问题，除采取有效防范措施外，应纳入计划，落实整改。

（7）项目安全总监对整改情况进行复查，签字确认，同时通过系统移动端进行确认。

（8）项目定期组织安全生产专题会，针对重大安全隐患或重复隐患进行分析，制定防范措施并对整改不力的责任人进行处罚。

3. 强化安全教育交底，提升全员安全意识

（1）建立健全安全教育培训制度，每年年初应制定项目年度安全教育培训计划，明确教育培训的类型、对象、时间和内容。

（2）项目负责人、专职安全生产管理人员应按规定参加政府相关部门组织的安全教育培训，取得相应的安全生产资格证书；项目每周组织管理人员学习地方政府、住建部门、建设单位及本公司安全生产相关规范、标准，提升管理水平。

（3）新工人入场三级安全教育：新进场的工人应接受三级安全教育及安全技术交底培训，安全培训采用实名制，经考试合格后方可上岗（图 4.6-12）。

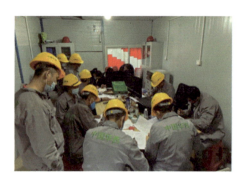 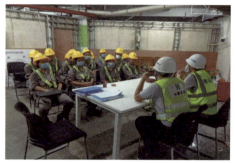

图 4.6-12 三级安全教育

安全教育培训的主要内容为：项目重大危险源辨识信息；本项目生产工作概况；工作性质及范围；本工种的安全操作规程；容易发生事故的部位及劳动防护用品的使用要求；项目部安全生产基本要求；安全设备设施的使用、劳动纪律及安全注意事项；自救互救、急救方法、疏散和现场紧急情况的处理；岗位之间工作衔接配合的安全注意事项。

对于工人转岗或变化工种的，也应进行相应的安全教育培训。

（4）专项安全教育：项目结合季节性特点及施工要求进行专项安全教育，每月不少于一次。每周组织一次全员参与的安全早班会。

（5）日常安全教育：项目部安全管理部门督促各作业班组每天上岗作业前开展班前安全教育，重点进行安全宣传、教育培训、应急演练等活动（图4.6-13），并将相关视频、图片发送至微信工作群。

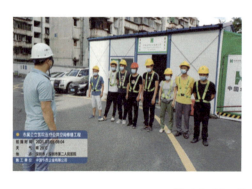 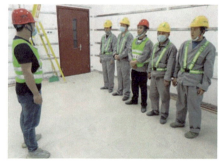

图 4.6-13 日常安全教育

（6）特种作业人员安全培训：特种作业人员必须接受专门的安全作业培

训，取得相应的操作资格证书后方可上岗。特种作业人员每月应进行一次专项安全培训。

（7）安全交底：专项施工方案实施前，编制人员或项目技术负责人应向施工现场管理人员进行方案交底；施工现场管理人员向作业人员进行安全技术交底。专职安全生产管理人员负责对交底活动进行监督。

安全技术交底应分级进行，并按工种分部分项交底，逐级交到施工作业班组的全体作业人员，并填写安全技术交底表。

4. 现场安全管理

1）贯彻落实建设单位"四队一制"质量安全管理的要求

（1）成立"重大隐患整改小队"，对发现的隐患立即整改落实。

（2）成立"6S专项管理小队"，按6S管理标准持续改善现场文明施工与工作环境，为施工过程创造一个安全的环境，杜绝物的不安全状态导致事故的发生。

（3）成立"违章作业纠察小组"，针对人的不安全行为，及时制止，对发现的问题要求现场专职安全管理人员监督落实整改并反馈整改情况。

（4）成立"技术审核把关小队"，重点对危大工程技术方案、安全技术交底、作业指导书进行审核把关，确保方案的合理性及可操作性。施工前，针对每个施工方案进行方案交底，确保施工管理层和监控层各人员均能充分了解施工方案的要点及注意事项。施工过程中，针对关键和特殊部位，由技术审核把关，现场带班组织施工，真正做到工人施工"有依据、有方法、有标准"。

（5）建立以网格化责任制为基础的"楼栋长制"，确保项目所有区域、工段、工区、楼栋、楼层等物理空间的质量安全隐患问题及6S管理问题有专人负责监管，并有专人负责整改落实。

2）过程管控

（1）项目进场前，项目部根据移交的工作面情况，采用高标准围挡进行封闭管理；施工流线尽可能与医院运营断开，将所有非必要的出入口进行封闭，施工区域只保留一个出入口并在进出口处设置工程概况牌、管理人员名单及监督电话牌、安全警示标识等。工人执行统一服装的要求，方便与医患人员的识别及管理，非必要人员禁止进入施工现场。

（2）进场后，依据项目危险源辨识及风险评价结果，在施工现场显著位置张贴施工时间、具体责任人员及危险源公示牌，并在危险区域设置安全警示标志。

（3）项目施工阶段，专职安全管理人员每日工作时间内应对危险源进行排查，每日下班后对工作场所进行巡视，确保施工区域不遗留安全隐患；施工出入口上锁封闭；定期对现场危险源进行再识别，并在施工现场设置的危险源公示牌上及时更新。

（4）项目施工完成后，项目部组织进行排查和清理工作，确保现场不遗留施工机具、材料和安全隐患。

（5）现场监督：项目部对所有施工作业人员进行登记，项目施工管理人员在施工现场履职；项目专职安全生产管理人员对专项施工方案实施情况进行现场监督，对未按照专项施工方案施工的，应当要求立即整改。

5. 保障安全生产费用投入

（1）制定项目部安全生产费用管理办法。

（2）编制安全生产费用的总预算和月度预算。

（3）项目部对为安全生产所采购（租赁）、入库、发放的材料及设备、安全生产发生的人工费用、措施费等进行管理，建立登记台账。

（4）定期核对安全生产费用总投入及月度使用台账，确保安全生产费用专款专用并落到实处。

6. 应急保障

（1）编制审批项目生产安全事故应急预案。

（2）组建应急救援小组，配备专职或兼职应急管理人员，设立应急救援物资储备库，备齐必需的应急救援物资及器材。

（3）编制应急救援信息台账，包含应急管理人员姓名、救援医院和派出所名称及联系方式，在施工现场设置公示牌。

（4）编制应急演练计划，组织项目所有部门及分包负责人、作业班组长及安全员参与演练活动（图4.6-14）。应急演练结束后，应对演练情况进行分析、评估，找出存在的问题，提出相应的改进建议，修改完善应急预案。

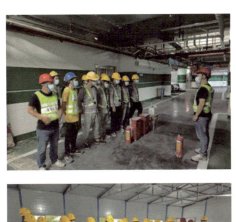
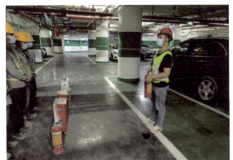
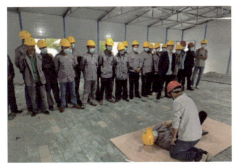
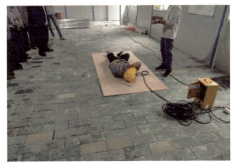

图 4.6-14 应急演练

4.6.5 集群化防疫管理

本项目的整个建设过程都是在疫情管控的情况下实施完成的。由于项目地点分散，且项目实施的同时须保证院方的正常运营，因此不可避免地会与医护及病患存在交叉，用餐、住宿、交通、现场出入、内部交流等各环节都有可能成为病毒传播的途径，甚至触发大规模疫情。这成为一个空前的疫情防控和安全生产难题。为此，建设单位组织全过程咨询单位、EPC 总承包单位等所有参建单位以高政治站位、勇于担当、严密组织、强有力管控和信息化手段，扎牢安全防线，严把封闭关、入口关、分区管控关、交通因素关、教育引导关、场所清洁关"六个关"，紧抓白名单管理、入场核验、核酸检测、集中居住管理、人员外出报备、应急准备"六个重点"，通过查项目入口视频监控、查项目人员、查疫情防控台账、查项目现场"四查"，利用二维码，同步将项目疫情管控纳入院方疫情管理体系，实现了项目建设全过程"零感染"的目标，为保证各医院正常运营提供了重要保证。

4.6.6 集群化采购管理

材料供应管理是整个修缮工程的关键和难点。

医院已暂停部分医疗服务，移交部分区域进行修缮施工，对于工期的要求非常苛刻，如果不能按照计划完成修缮工作，及时恢复医疗服务，将会造成较大的社会影响。

材料按照计划供应是决定修缮施工能否按时移交医院使用的关键。医院修缮项目工期紧，且装修材料具有一些特殊需求，比如耐擦洗、抗菌、防撞等，大部分为定制产品，往往需要近一个月的供货周期，这个周期已经超出了允许的施工周期。医院基本上无法提供材料周转的场地，也无法提前采购运送至施工现场。所以对材料的采购计划、物流运输、场地存储、加工以及遇到特殊情况的提前策划和应急处理非常重要，关系到项目能否顺利进行。为确保修缮施工材料及时供应，需要做好以下材料供应策划工作。

1. 快速确定材料供应商

EPC单位进场后，应马上进行主要材料的招标工作，根据项目特点，按质优价廉的原则进行沟通和谈判，快速确定材料供应商。

EPC单位根据确定的需求制定修缮设计施工方案，并向各方汇报确认。为了尽可能减少对医院正常运营的影响，缩短施工周期，施工前应与院方充分沟通修缮工作面移交部位及移交时间，确定施工方案及施工图纸，并制定施工材料需求计划。由于周转空间有限，材料到场时间必须相对精确，以有效保证施工工期。

2. 确定材料供货方式

（1）与材料供应商签订合同时应明确约定给予资金支持，每批材料先支付总价的20%～30%作为预付款，并明确货到验收合格后一周内支付的比例。

（2）合同中应明确每批材料的供货周期，在总包单位将材料计划单提供至供货商后，以总包预付款支付到账时间开始进行材料供货周期计时，要求材料供应商具有特殊情况下的应急预案（比如在疫情、节假日影响下，如何保证材料供应的及时性）。

（3）合同中应明确因材料供应商的责任，材料供货延期及材料质量存在问题的相应罚则。对保证质量、保证供货时间的供应商，材料款优先结算，及时按照合同支付；对材料供应不及时或材料不合格造成工期延误的供应商，应追究相应责任并赔偿损失。

（4）材料采购专员应根据技术部门和预算部门提供的清单，按照合同要求，申请进行材料预付款支付，并及时跟踪材料的采购进度；对材料采购计划进行列表统计分析，如果进度出现偏差，及时向项目经理汇报。项目经理应及时与供应商沟通，了解可能供货延期的原因，如不能及时在项目层面解决，应及时向深圳市建筑工务署项目组和相关单位领导汇报。

3. 材料供应商管理

（1）材料运输保障

材料供应商应根据总包单位提供的节假日（主要是春节）修缮施工材料计划，提前咨询物流公司放假时间，确保在物流公司放假之前将材料运输到加工厂或库房（医院场地狭小，不能提供施工材料堆放和加工点，需要提前根据医院节假日修缮需求进行备料）。材料供应商要根据修缮的工作量，确保加工厂和库房满足材料堆放的各项要求，不出任何差池。如原加工厂不能满足节假日大批量施工的计划时，应提前做好预案，租赁临时加工场和备用材料库房等。

材料供应商应做好在春节物流停运或疫情影响造成运输车辆不到位，或者因司机特殊情况（比如生病）造成材料不能按计划供货时的预案，如安排提前沟通好的其他货车主或加班司机进行运输等，以确保材料按照计划供应到位。

（2）材料的供货尺寸保证

由于修缮医院标准楼层的房间尺寸存在差异，不能大批量地进行材料定尺加工，需要材料供应商与总包方及设计方一起配合到现场量尺下单。对现场量尺确定的材料规格进行统计，并与图纸进行核对，发现不符合时应及时复核，无误后三方确认签字，开始加工。上述做法可确保现场尺寸的准确性与及时性，同时减少材料的损耗。

在本项目的修缮施工过程中，材料供应商按照总包单位的计划、在发现供货计划有偏差时，能按照应急预案实施，确保每个批次修缮区域施工的材料及时供应，按计划完成了修缮工作，及时恢复了医院的医疗服务。

4.6.7 集群化变更管理

因为本项目涉及的医院较多，改造范围零星琐碎，施工单位进场后对每家医院现场情况进行了充分调研并提出整改方案，对于改造范围以及每个部位的改造方案，在实施前与使用单位进行仔细沟通并反复修改，最终改造方案经建设单位和使用单位确认后作为施工图。该施工图可操作性强，基本上能够满足现场的实际需求同时兼顾院方的使用需求，后期变化的情况比较少，因此项目变更较少。

本项目变更确定是以经监理、建设和使用单位确认后的现场已实施的施工图为基准，在实施后由使用单位或建设单位提出的非施工单位原因造成的修改才作为变更。施工前各单位提出的方案修改意见则直接在施工图中体现。

本项目变更定价采用以下原则：对于原模拟清单中有相同或者类似合同价的，采用合同价格；对于新增单价不超过20万元的材料，使用询价或者对标其他项目价格；对于新增单价超过20万元的材料，按照相关规定在询价采购平台进行询价采购。

4.7　案例：深圳市第二人民医院修缮

为确保医院的正常运营，本项目修缮施工只能分期进行，现以深圳市第二人民医院修缮工程为例，展现本项目推进过程中艰难而有序的各类场景。

4.7.1　修缮流程

深圳市第二人民医院修缮流程如图4.7-1所示。

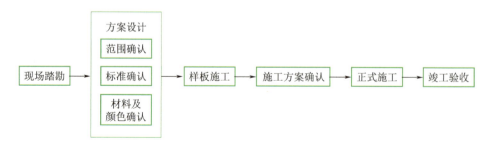

图4.7-1　修缮流程

4.7.2 方案设计

1. 范围确认

经过调研院方各科室的实际需求，结合多次现场踏勘成果，最后确认修缮范围及区域如下。

本工程位于深圳市福田区笋岗西路3002号，内科楼竣工于2002年，外科楼竣工于2014年，银华大厦竣工于1998年。主要修缮范围为内科楼2层、6～21层、23层，外科楼地下1层走道、1～22层（其中7～8层仅修缮连廊公共区域，9层修缮区域为连廊公共区域及室内公共走廊），银华大厦1层眼科、4层特诊部；主要修缮内容为：走廊、诊室、病房、电梯厅及其他部位。修缮需求汇总见表4.7-1。

深圳市第二人民医院修缮需求汇总   表4.7-1

项目	主要部位	区域	修缮标准
墙面修缮	外科综合楼-1～22层；内科综合楼2层、6～21层、23层；银华大厦1层眼科、4层特诊部	病房、诊室	抗菌树脂板墙裙+水性抗菌釉面漆（防水涂料到顶）
	外科综合楼-1～22层；内科综合楼2层、6～21层、23层；银华大厦1层眼科、4层特诊部	大厅、走廊公共区域	抗菌树脂板到顶
	7～9层连接内科、外科综合楼连廊	连廊	铝板
	内科楼楼梯间	楼梯间	水性抗菌釉面漆（防水涂料到顶）
地面修缮	外科综合楼-1～22层；内科综合楼2层、6～21层、23层；银华大厦1层眼科、4层特诊部	大厅、走廊公共区域、病房、诊室	PVC地胶板
电梯	内科楼更换5台、门诊楼更换1台、分院更换2台（共8台）		

2. 修缮标准确认

各区域修缮标准如图4.7-2所示。

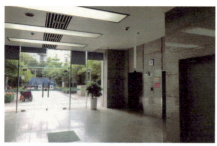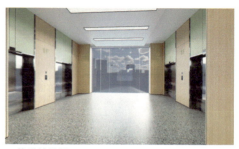

修缮前现场（材料种类较多） 修缮效果图
墙面—瓷砖或乳胶漆；地面—瓷砖、石材或 墙面—抗菌树脂板；地面—石材
PVC地胶板

（a）电梯厅

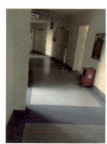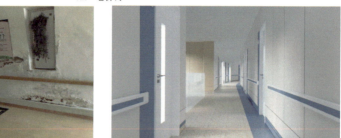

修缮前现场 修缮效果图
墙面—乳胶漆；地面—PVC地胶板 墙面—抗菌树脂板；地面—PVC地胶板

（b）走廊

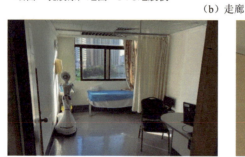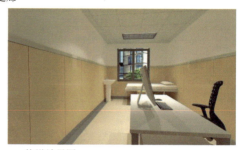

修缮前现场 修缮效果图
墙面—乳胶漆；地面—PVC地胶板 墙面—抗菌树脂板墙裙；地面—PVC地胶板

（c）诊室

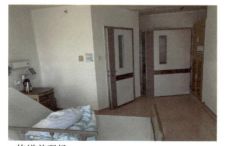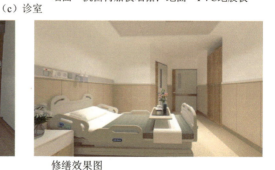

修缮前现场 修缮效果图
墙面—乳胶漆；地面—PVC地胶板 墙面—抗菌树脂板墙裙；地面—PVC地胶板

（d）病房

图 4.7-2　各区域修缮标准

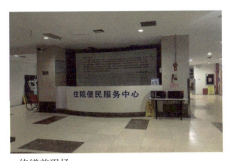 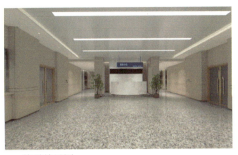

修缮前现场　　　　　　　　　　　修缮效果图
顶棚—石膏板；墙面—瓷砖；地面—石材　　顶棚—硅酸钙板、铝单板；墙面—花岗岩

(e) 内科楼首层大堂

图 4.7-2　各区域修缮标准（续）

3. 石材排版设计

黄色大理石选择的是木纹石，此材料特性是每一颗原石材的纹理不一，须在切小板加工前扫描纹理并排版（图 4.7-3）。由于价格的限制，石材的品相和深浅不一，深化排版时须按以下原则进行。

（1）纹理呈水平向，且要追纹。

（2）深色石材在下层，浅色石材在上层，以呈现稳重的外观效果。

（3）将残次石材放在角落或家具、墙面标识可遮挡的地方。

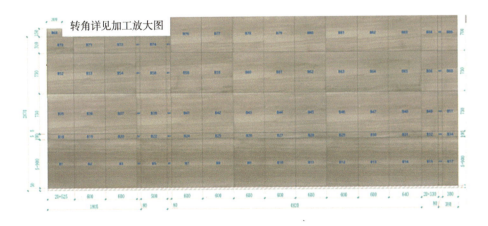

图 4.7-3　石材排版示意图

4. 材料及其颜色确认

材料及其颜色应经相关负责人签字确认，如图 4.7-4 和表 4.7-2 所示。

修缮变更方案
Repair and Change plan

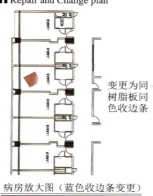

变更为同树脂板同色收边条

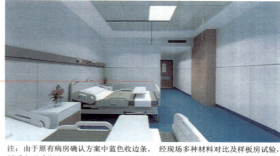

病房放大图（蓝色收边条变更）

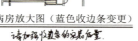

注：由于原有病房确认方案中蓝色收边条，经现场多种材料对比及样板房试验，材质和观感均达不到设计效果，经工务署设计中心、监理及建筑设计团队多次会议讨论，将蓝色收边条换成树脂板同色收边条，使病房风格更统一，显得更简洁舒适。

图 4.7-4　相关负责人签字确认材料及其颜色

材料及其颜色确认　　　　　　　　　　表 4.7-2

部位	材料	图片	计划定样日期	实际定样日期
墙面	树脂板		2021 年 4 月 28 日	2021 年 4 月 28 日
地面	PVC地胶板		2021 年 4 月 28 日	2021 年 4 月 28 日
柜子	柜体材料/五金件/柜面石材		2021 年 4 月 28 日	2021 年 4 月 28 日
墙面	龙骨/收口条		2021 年 4 月 21 日	2021 年 4 月 21 日
墙面	扶手		2021 年 4 月 21 日	2021 年 4 月 21 日

续表

部位	材料	图片	计划定样日期	实际定样日期
大堂	石材		2022年8月28日	2022年9月10日

注：1. 工期自正式移交作业面起算，未考虑病房诊室等腾挪时间；
    2. 本工期为固定工艺工期，总工期为30d；
    3. 本工期安排的工作日工作时间为8h；
    4. 现场根据实际工作面情况协调。

4.7.3 施工方案

在设计方案和材料样板经院方确认后，项目组会同院方各科室讨论工作面移交问题。由于地胶板、树脂板等大宗材料均属定制，生产及二次加工厂家分散于江西、上海、广东东莞等省市，材料排产和加工运输周期较长，因此，项目部针对每次工作面移交的范围及施工工期，形成相应方案并提交院方决策。

1. 施工工期说明

走廊施工工期说明见表4.7-3。

走廊施工工期说明　　　表4.7-3

工期(d)	1	2	3	4	5	6	7	8	9	10	11	12	13	14	15	16	17	18	19	20	21	22	23	24	25	26	27	28	29	30
工序	材料下单、现场尺寸复测、施工准备					原墙面装修层拆除				龙骨挂设					墙面腻子、涂料施工					自流平施工		自流平间隔		护墙板挂设				地胶板铺设		收边收口、清洁卫生、竣工验收		
						原地面装修层拆除				工作面间隔																			
						树脂板生产、供货、加工																							
						PVC地胶板生产、供货、加工																							

地下车库施工工期说明见表4.7-4。

地下车库施工工期说明　　　　　　　表4.7-4

工期（d）	1 2 3 4 5 6 7 8 9 10 11 12 13 14 15 16 17 18 19 20 21 22 23 24 25 26 27 28 29 30 31 32 33 34 35
工序	施工准备　　基层处理　　底涂层施工　　中涂层施工　　面层施工　　标识标线

注：1. 工期自正式移交作业面起算，不含场内车辆清场时间；
　　2. 本工期为固定工艺工期，总工期为35d。

2. 主要材料进货周期

主要材料进货周期见表4.7-5。

主要材料进货周期　　　　　　　　　表4.7-5

1 2 3 4	5 6 7	8 9 10 11	12 13 14	15 16 17 18 19 20 21 22 23
确认方案	材料排版	下单排产	原材料生产	原材料生产加工
24 25 26 27 28 29 30 31 32 33 34 35			36 37 38 39 40 41 42 43 44 45	—
原材料生产加工			运输、二次加工	—

注：1. 本周期为PVC地胶板、树脂板的供货周期时间，其余材料可以灵活供货；
　　2. 地胶板和树脂板为定制材料，需根据设计方案单独排产，排产期约4d，生产加工总耗时约22d；
　　3. 施工计划考虑春节期间正常施工，因节前生产特殊性，需提前下单备货。

3. 内科楼修缮需求统计

经过院方负责人沟通，内科楼修缮需求统计汇总见表4.7-6。

内科楼修缮需求汇总　　　　表 4.7-6

楼层	科室名称	本次修缮 （病房及公共区域）		院内修缮				备注
		墙面	地面	顶棚	病房门	窗户	卫生间	
23	血研所	√	√	√				修缮做法：地面地胶板更换，墙面公共区域树脂板到顶，病房设备带以下树脂板墙裙，上部抗菌釉面漆
22	血液内科		√					
21	血管外科	√	√	√	√	√	√	
20	肿瘤科	√	√	√	√	√	√	
19	血液内科	√	√	√	√	√	√	
18	呼吸内科	√	√	√	√	√	√	
17	呼吸内科							
16	消化内科	√	√	√	√	√	√	
15	消化内科							
14	心血管内科	√	√	√	√	√	√	
13	心血管内科							
12	内分泌科	√	√	√	√	√	√	
11	肛肠外科	√	√	√	√	√	√	
10	输血科	√	√	√	√	√	√	
9	新生儿科	√	√	√	√	√	√	
8	儿科	√	√	√	√	√	√	
7	神经外科	√	√	√	√	√	√	
5	肾内科	√						
2	介入科	√	√	√	√			
合计（层）		18	18	15	13	15	13	

4. 总体修缮进度推进

为推进深圳市第二人民医院修缮进度，深圳市建筑工务署组织使用单位（深圳市第二人民医院）、监理单位（重庆赛迪工程咨询有限公司）、总承包单位（中国华西企业有限公司）、设计单位（奥意建筑工程设计有限公司）及电梯生产厂家（深圳市华升富士达电梯有限公司）等相关负责人召开专题会，经各方讨论形成会议纪要如下。

（1）外科楼修缮计划以各楼层的二分之一为一个施工段，每批次可同时移交多个楼层作为施工作业面，充分利用国庆及春节假期人流量少的时机，分两次抓紧实施进场移交修缮工作。总承包单位需提供施工方案与院方确认，经现场调查并与各科室协调后确定移交计划；总承包单位配合医院总务科与外科楼各楼层科室沟通施工作业面移交事宜。

（2）各楼层消防报警设备及显示屏的拆装工作，由院方第三方维保单位配合总承包单位实施。

（3）总承包单位进场施工前，须按医院相关要求办理进场施工手续。

（4）施工过程中，严格按照施工策划方案进行全封闭围挡，阻隔噪声和粉尘。如因施工引起患者投诉，总承包单位应配合医院总务科协调各楼层科室做好患者的安抚工作。

（5）墙面施工过程中，总承包单位须提前检测墙面是否有隐藏的线管布设，避免施工过程中破坏线管，减少对医院现有设备使用的影响。

5. 内科楼修缮移交计划

内科楼修缮移交计划见第 3 章表 3.3-4，第一批修缮如图 4.7-5 所示，第二批修缮如图 4.7-6 所示。

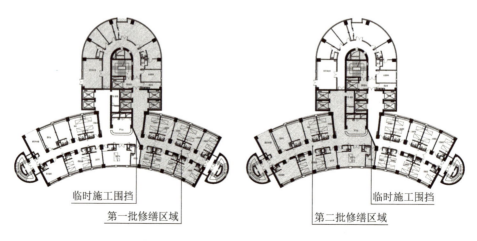

图 4.7-5　第一批修缮示意图　　　　图 4.7-6　第二批修缮示意图

4.7.4 施工准备工作

1. 前期准备

为落实好本次修缮任务,项目组提前排查了内科楼各个科室的渗漏情况,对各层布局差异、标高、科室需求等特殊情况进行现场踏勘分析,为正式修缮提前做好准备工作。此外,为做好病房内物品存放工作,项目组多次组织设计与施工单位进行现场踏勘,为临时仓库搭设提前做好准备。

2. 材料计划

施工准备阶段,整理主要材料下单及进场计划见表4.7-7。

主要材料下单及进场计划　　　　　表4.7-7

序号	材料名称	第一批订货时间	到场时间	第二批订货时间	到场时间
1	树脂板、地胶板	2021年11月10日	2021年12月15日	2021年12月25日	2022年1月15日
2	树脂板配套龙骨、挂件	2021年11月10日	2021年12月5日	2022年1月10日	2022年1月15日
3	扶手	2021年11月15日	2021年12月20日	2022年1月10日	2022年2月15日
4	不锈钢收口条	2021年11月15日	2021年12月25日	2022年1月10日	2022年2月20日

3. 进度计划

(1)内科楼第一期施工工期为40d

第一期(2021年11月25日—2022年1月12日)修缮进度计划如图4.7-7所示。

(2)内科楼第二期施工工期为44d

第二期(2022年1月20日—2022年3月14日,共计44d,考虑春节影响4d)修缮进度计划如图4.7-8所示。

序号	工序名称	11月份																						12月份																															1月份											
		10	11	12	13	14	15	16	17	18	19	20	21	22	23	24	25	26	27	28	29	30	31	1	2	3	4	5	6	7	8	9	10	11	12	13	14	15	16	17	18	19	20	21	22	23	24	25	26	27	28	29	30	31	1	2	3	4	5	6	7	8	9	10	11	12
1	室外临时仓库制作、搭设	5	5	5	5	5	5	5	5	5	5	5	5	5	5	5																																																		
2	病床、家具搬移																20	20	20	20	20																																													
3	现场围挡搭设																	8	8	8	8	8	8																																											
4	原墙面涂料、地坪瓷砖摘除																	25	25	25	25	25	25	25	25																																									
5	卫生间渗漏防水施工																				6	6	6	6	6	6	6																																							
6	门槛石安装																									8	8	8	8	8	8	8	8																																	
7	墙面涂料施工																					15	15	15	15	15	15	15	15	15	15	15	15	15																																
8	圆弧墙施工																									10	10	10	10	10	15	15	15	15	15	15	15	15	15	15	15	15	15	15	15	15	15	15	15	15	15	15	15													
9	风口更换、顶棚涂料修补																																	5	5	5	5	5	5	5	5	5	5	5	5	5	5	5	5	5	5	5	5													
10	墙面龙骨安装																									30	30	30	50	50	50	50	50	50	40	40	40	40	40	20	20	20	20																							
11	墙面树脂板安装																																10	10	10	20	20	20	20	40	40	40	40	60	60	60	60	60	60	60																
12	地面自流平施工																																			4	4	4	4	4	4	4	4	4	4	4	4																			
13	地胶地面铺贴																																										8	8	8	8	8	8	8	8	8	8	8	8	8	8	8									
14	扶手安装																																															8	8	8	8	8	8	8	8	8	8									
15	不锈钢收口安装																																																6	6	6	6	6	6	6	6	6	6								
16	柜门更换																																															6	6	6	6	6	6	6	6	6	6									
17	整改、调整、开荒清洁																																																	8	8	8	8	8	8	8	8	8	8	8	8					
18	病床、家具移回																																																													6	6	6	6	6

图 4.7-7　内科楼第一期修缮进度计划

第二篇 修缮篇

图 4.7-8 内科楼第二期修缮进度计划

4. 临时仓库

设置临时仓库，方便堆放修缮材料、施工设备器具等，如图 4.7-9 所示。

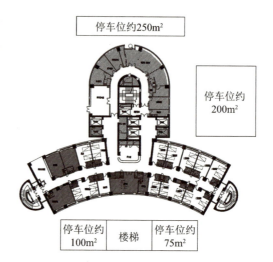

图 4.7-9 临时仓库设置

5. 围挡、广告及材料运输

（1）现场临时围挡采用全封闭围挡，如图 4.7-10 所示。

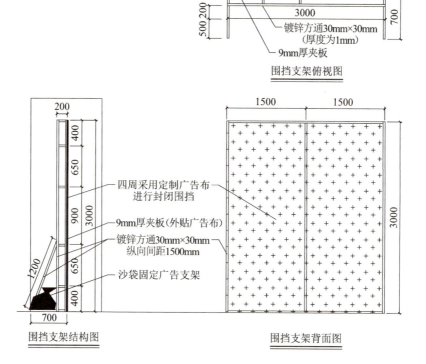

图 4.7-10 围挡示意图

（2）广告设置

在修缮范围内设置广告，如图 4.7-11 所示。

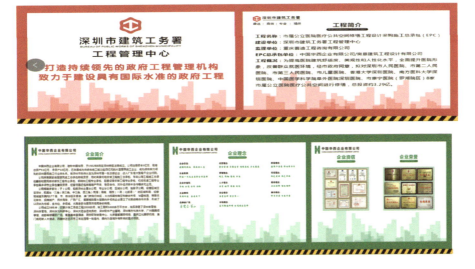

图 4.7-11　广告示意图

（3）在修缮施工期间，有大量病房物品、装修材料、拆除垃圾需要搬运，计划采用货梯和污物电梯运输。材料运输时间安排在 19：00—07：00。

6. 人员计划

人员计划的主要内容为施工人员进场计划，如表 4.7-8 所示。

施工人员进场计划　　　　　　表 4.7-8

序号	工种	人数	进场时间	备注
1	普工	45	2021 年 11 月 23 日	现场考虑流水作业
2	电工	4	2021 年 12 月 1 日	电箱安装、插座恢复
3	木工（龙骨和树脂板安装）	60	2021 年 12 月 1 日	12 月 1 日进场 20 人，陆续进场至 70 人（龙骨、树脂板安装 24d，平均每天 60 人，每天约 360m²，总计 8500m²）
4	油漆工	15	2021 年 11 月 30 日	施工 10d，平均每天施工 1.5 个半层（每半层约 250m²，10 个人工）
5	铺地胶	8	2021 年 12 月 19 日	12 月 21 日进场自流平施工，12 月 27 日地胶铺贴 11d，平均每天 2 个半层
6	现场管理人员	6	—	—

7. 防尘与噪声控制

1）防尘控制

（1）封闭管理；

（2）洒水、喷雾。

2）噪声控制

（1）时间控制；

（2）选择适合的加工场地；

（3）选用噪声小的施工工器具。

8. 设备保护

（1）对于现场无法搬移的设备设施，采用保护膜覆盖保护；

（2）加强相关人员教育；

（3）定期巡查。

4.7.5　各批次施工

在施工准备工作完成后，项目组召集各参建单位和主要材料供应商召开内科楼修缮动员会（图 4.7-12），共同确认质量和进度目标，明确各单位职责，签订责任状；与院方沟通，按期移交场地，施工过程严格按照计划和方案进行，第一批次利用元旦假期，第二批次利用春节长假进行施工。如图 4.7-13～图 4.7-15 所示。

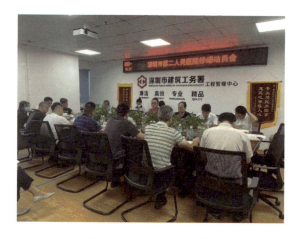

图 4.7-12　召开动员会

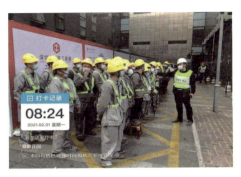 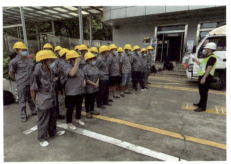

图 4.7-13　统一服装、安全文明施工

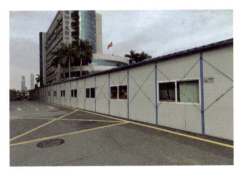 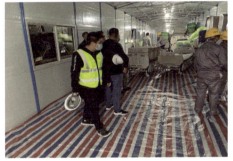

图 4.7-14　病床、家具的腾挪搬运

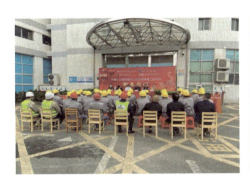 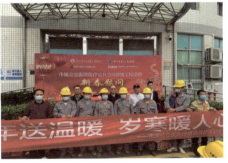

图 4.7-15　春节期间领导慰问

4.7.6　验收及移交

施工期间，各道工序坚持样板引路、举牌验收（图 4.7-16），以确保每个工作面的每道工序顺利完成，并及时进行中间验收。

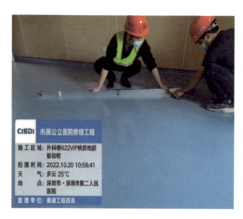
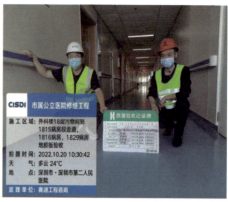

图 4.7-16　各道工序举牌验收

各楼层施工完成后，应做到工完场清，确保每个批次在计划时间内移交院方使用，然后再移交下一个工作面。如图 4.7-17、图 4.7-18 所示。

图 4.7-17　完工批次移交单

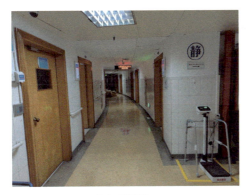 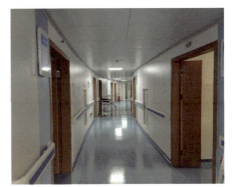

（a）修缮前　　　　　　　　　　（b）修缮后

图 4.7-18　修缮前后对比

由于本项目组织策划工作充分，组织协调工作有序，与医院的配合工作也相当顺利，因此在整个修缮工程实施过程中，场地移交、封闭围挡、家具搬迁、人员组织、材料供应、投诉应对处理、工序衔接、验收移交、清理清洁、重新投用和病区转换等环节均得以有条不紊地进行，既保证了施工质量和修缮效果，又保持了较好的现场安全文明施工水平。两个批次的工期分别提前了 2d 和 4d，得到医院相关科室的充分肯定。

第三篇　后评价篇

第 5 章 项目修缮总结与思考

5.1 总结

本项目自立项建设以来,得到深圳市政府、市发展和改革委员会、市卫生健康委员会、市住房和建设局、市建筑工务署、参建医院等各级主管部门的大力支持,也得到社会各界的广泛关注。各级领导干部多次在春节、国庆等节假日,在疫情关键时刻,前往项目慰问调研,为项目的顺利建设奠定了坚实基础。

项目通过前期精心策划、设计及实施过程严格管控、与各医院紧密配合,采用尽可能对医疗服务影响小且快速的实施方案,取得了较好的修缮效果。修缮过程中,项目组还积极主动处理了各类渗漏、建筑结构基层缺陷、机电系统性能下降等困扰医院多年的疑难问题。

项目修缮完成后,提升了医院整体形象,改善了医护人员工作环境及群众就医体验,得到了医护人员和患者的一致好评。

本次修缮不仅对面材进行更换,而且通过调研分析问题产生的原因,尽可能地从源头进行了处理,同时,谨慎选用合适的、高质量的材料,以保证施工质量,提升修缮成果的耐久性,从而减少了后期的装修表层维修工作,也避免了在维修中对运营带来的不良影响,具有良好的社会效益及经济效益。本次修缮效果得到了各医院的全力支持和高度认可,累计获得 7 家医院的感谢信、8 个科室赠送的锦旗。参见本书附录 B。

5.1.1　集群化管理 + 全过程咨询 +EPC 的管理模式

本项目是深圳市乃至全国首创的由政府投资对一批市属公立医院进行集中修缮，是医院修缮工程集群化管理的一次尝试。

集群化修缮管理便于统一策划及统筹设计、采购、施工流程；减少了分散冗余管理的成本及风险，提高了管理效率；同时能做到资源共享，提高了资源利用率。本项目中，9 家医院，分为三大片区管理，管理人员、设计、施工、采购及材料厂家共享，节约资源的同时，还可实现经验协同，降低风险。本项目集中 9 家医院科室负责人的使用需求及经验，统一规划搬迁方案、材料采购方案和设计、施工方案，因为修缮工作分批次进行，前面修缮工作得到的经验教训可作为后面修缮工作的借鉴，降低了修缮过程中不可预见的风险。

设计、采购、施工一体化的 EPC 管理模式，有效克服了传统模式中设计、采购、施工相互制约和相互脱节的问题，有利于责任明确，加强了设计、采购、施工工作的协同和衔接，简化了沟通流程，减少了管理消耗，有利于高效地实现建设项目的进度、成本和质量控制目标。同时，本项目建设内容相对单一，建设标准相对明确，EPC 管理模式的缺点得到有效规避。

5.1.2　设计师负责制的探索实践

在 EPC 总承包管理模式下，项目团队更加强调设计在整个工程建设过程中的主导作用，给予设计师对项目质量控制更多的话语权和决策权，因而有利于工程项目建设整体方案的不断优化。本项目构建了清晰明确的设计师团队组织架构，并在工程建设全过程构建了体系化的设计监督机制，实现对设计、监理、施工全过程的管理与监督。从前期的可行性研究，到设计阶段的全面审核以及施工过程中的现场控制，项目组积累了一套有效的组织、沟通、协调、管理经验，提高了设计效率，大幅度减少了建设方的协调工作。

5.1.3　集群化管理的高效推进

本项目从立项到验收，在以医院运营服务为优先保障的前提下，利用节假日、夜间等医疗服务暂时中断的间隙开展施工，通过周详的策划、充分的协调和严密的组织，在约两年的时间内，完成了约 18 万 m² 建筑面积的修缮，且这些修缮区域大部分处于医院医疗服务的核心区域。其中，墙体修缮面积约247700m^2，地面修缮面积约153724m^2，顶棚修缮面积约69247m^2，更换安装电梯10台。同时，完成了立项、概算申报、医院众多科室需求确认、运营调整、报批报建、验收、恢复运营等所有工作。

5.1.4 集群化便于吸引优秀承包单位

单一修缮项目往往体量较小，很难吸引优秀的设计和施工单位来参与，而没有优质的资源和管理的投入，就难以解决疑难和深层次的问题，工程质量也难以保证。同时，在没有规模效应的情况下，出于成本考虑，高质量材料和优秀工艺也难以得到应用。项目集群化之后就可以把项目体量做大，对于优秀的承包单位而言更具吸引力。同时，通过集中采购和固化的工艺做法，不但能有效降低成本，提升工程质量，还能提高工作效率，缩短工期。

5.1.5 集群化便于统一标准、快速推进

集群化便于快速了解需求，明确项目特点和难点，在设计标准、设计方案、材料选择、工艺做法、施工策划等方面可以做到统筹考虑，避免了很多重复的工作，减少了试错的成本，提升了项目的推进速度。因此，同类型的修缮项目采用集群化模式具有较大的优势。

5.2 思考

5.2.1 集群化项目前期工作、后期验收相对困难

项目集群化是把众多需要修缮的项目合并成一个项目去组织实施，项目需要统一申报一系列前期审批手续，但各项目情况不一，需求各异，前期工作的进展有快有慢，导致进展快的项目无法快速实施，要暂停等待进展慢的项目，否则招标投标、办理开工手续、获得项目资金等方面会遇到许多难以克服的障碍。

虽然各医院的修缮工作是独立进行的，但是需作为一个项目完成整体验收。由于各项目情况不同，修缮工作进展也不一致，有的项目开工早、有的项目开工晚，有的项目过程顺利完工早、有的项目碰到困难完工晚，验收工作需

要等到全部医院完工才能开展，因此根据开工、竣工时间计算的工期看起来会比较长，不能真实反映每个项目实际的工期。在设定工期目标时应考虑上述情况，不能简单地根据工作内容和工作量来设定工期考核的规定，以避免产生纠纷。

5.2.2 集群化进度、质量、安全风险放大

集群化项目对于许多方面的工作可以做到统一标准和统筹考虑，这是其优势，但同时带来了风险的放大。比如在本项目中，由于处于医疗服务环境，对材料的环保性能必须严格控制，从材料采购到进场送检、使用、验收等环节必须严格把控，否则造成的损失和影响将是巨大的。本项目还有一个特点是分批次施工，每一批次的施工都会中断和影响部分的医疗服务，所以对每一批次的工期必须严格把控，否则会影响医院恢复医疗服务的计划，使医院对本次修缮的信心下降，进而影响后面批次的修缮工作。此外，工程质量、安全生产、文明施工的形象等方面如果出现问题，造成的影响同样会被放大。

5.2.3 修缮原则与期望之间的矛盾

公共建筑的修缮，尤其是医院的修缮，涉及的内容相当广泛。作为使用单位，当然希望修缮工程能全面解决其在使用当中发现的所有问题。但既有建筑修缮除了涉及投资规模，还有新旧建筑规范的不同要求、原结构的状况、医院在使用过程中的改造等情况。尤其是本项目在修缮的同时还需要保证医疗服务，需要对修缮项目施工期间对医疗服务的影响程度进行详细评估和论证，如前期论证不充分，可能导致后期的修缮工作与医疗服务不能兼顾，导致工程无法推进。因此，医院的修缮项目在立项阶段应由专业机构从设计、施工和运营的角度，综合论证修缮的原则、范围及内容等，对可行性、投资、工期等进行全面而周详的分析，不应贪大求全，试图解决所有问题。

5.2.4 修缮工程 EPC 模式的投资控制风险

与新建工程不同，修缮工程中关于基层和结构问题处理的费用占较大的比例，而此部分费用难以在开工前予以充分考虑。在前期调研和设计阶段，可以通过现场观察和局部取样来进行初步判断，制定初步的处理方案并计取所需投

资。在施工开始，拆除面层后，往往会有更多的问题暴露出来，需要进一步拟定处理方案。尤其是渗漏问题和结构安全问题的处理方案较为复杂，所需的费用较高。处理方案的确定需要统筹修缮标准（处理到何种程度）、进度要求（考虑对医疗服务的影响）和投资控制（完成修缮任务同时不突破批复的概算），此时，修缮方案的确定不再只是技术问题，而是需要通过多方案对比，与主管单位、使用单位和各参建单位协商，尽量消除各方的风险，达成一致的意见。在分批次修缮过程中，对于基层问题的处理情况是不断出现、贯穿始终的，因此为了实现整体投资控制的目标，对于每一批次的投资控制需要做到尽量精确，对过程中的投资控制进行策划和管控，制定有效的管控方案并坚持执行。本项目采用各批次过程结算的方式进行管控，由于存在新增材料定价和措施费取费等问题，过程结算没有完全落实，但对投资控制起到了重要作用。

第 6 章 小 结

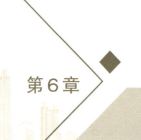

在本次深圳市市属公立医院的集群化修缮模式的试点和探索中，项目团队积极开展创新工作，获得了许多经验和教训，也取得了很好的社会效益和经济效益。我们认为集群化修缮模式除了医院建筑，在其他类型的公共建筑中也有推广的价值，比如教育建筑、文体设施等。希望本书能为以后的类似项目提供有益的参考。

附录 A

修缮项目现场图片

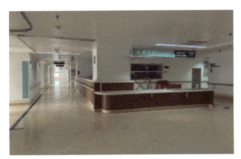

公共走道修缮前

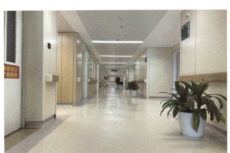

公共走道修缮后

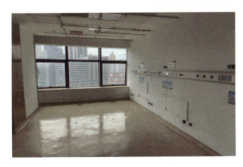

外科楼病房修缮前

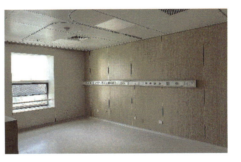

外科楼病房修缮后

图 A-1　深圳市人民医院

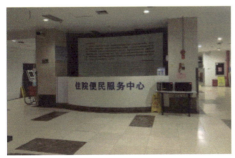

内科楼大堂修缮前

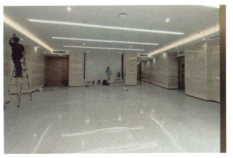

内科楼大堂修缮后

图 A-2　深圳市第二人民医院

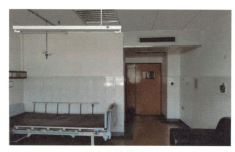
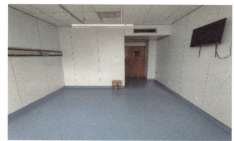

病房修缮前　　　　　　　　　　病房修缮后

图 A-2　深圳市第二人民医院（续）

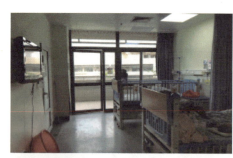
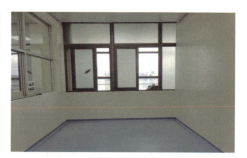

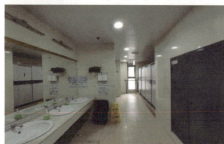

病房修缮前　　　　　　　　　　病房修缮后

图 A-3　深圳市第三人民医院

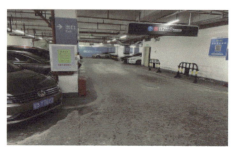
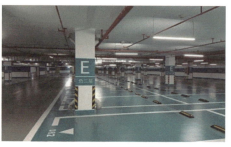

地下车库修缮前　　　　　　　　地下车库修缮后

图 A-4　北京大学深圳医院

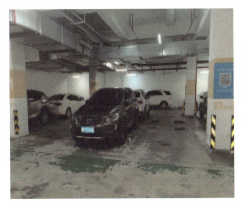

|地下车库修缮前|地下车库修缮后|

图 A-5　深圳市儿童医院

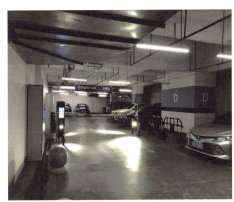 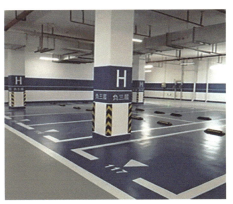

|地下车库修缮前|地下车库修缮后|

图 A-6　香港大学深圳医院

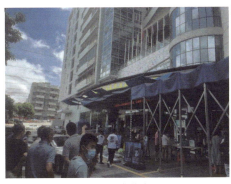 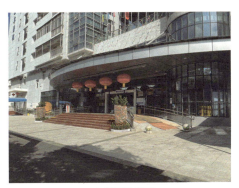

|电梯厅修缮前|电梯厅修缮后|

图 A-7　深圳市康宁医院（罗湖院区）

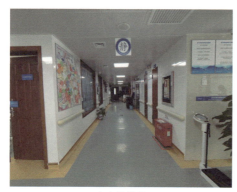 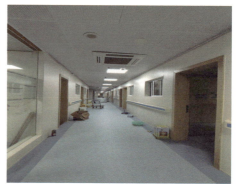

走廊修缮前　　　　　　　　　　走廊修缮后

图 A-7　深圳市康宁医院（罗湖院区）（续）

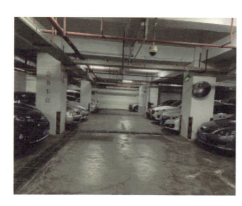 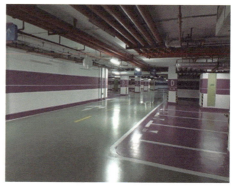

地下车库修缮前　　　　　　　　地下车库修缮后

图 A-8　深圳市妇幼保健院（福强院区）

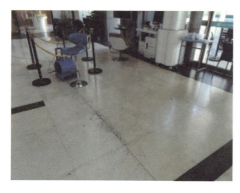 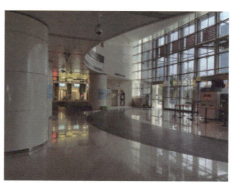

门诊大堂修缮前　　　　　　　　门诊大堂修缮后

图 A-9　南方医科大学深圳医院

附录 B

修缮项目参建单位荣誉

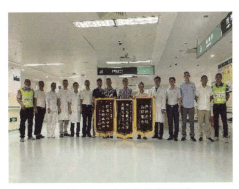

深圳市人民医院骨关节外科锦旗

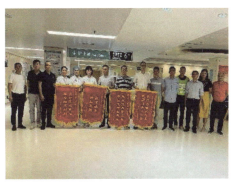

深圳市人民医院老年病科锦旗

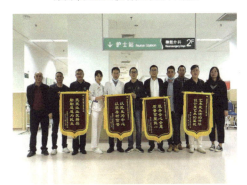

深圳市人民医院神经外科锦旗

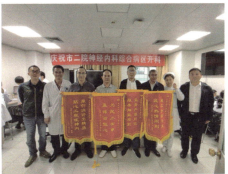

深圳市第二人民医院内科楼 6 层锦旗

图 B-1　使用单位赠送的锦旗

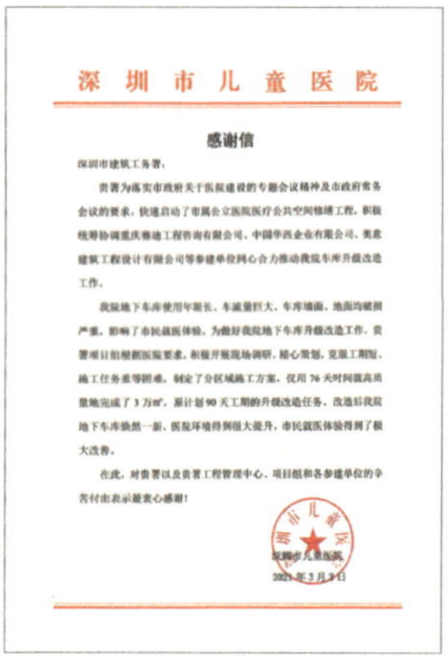
深圳市儿童医院

感谢信

深圳市儿童医院感谢信

深圳市妇幼保健院

感谢信

深圳市妇幼保健院感谢信

深圳市人民医院

感谢信

深圳市人民医院感谢信

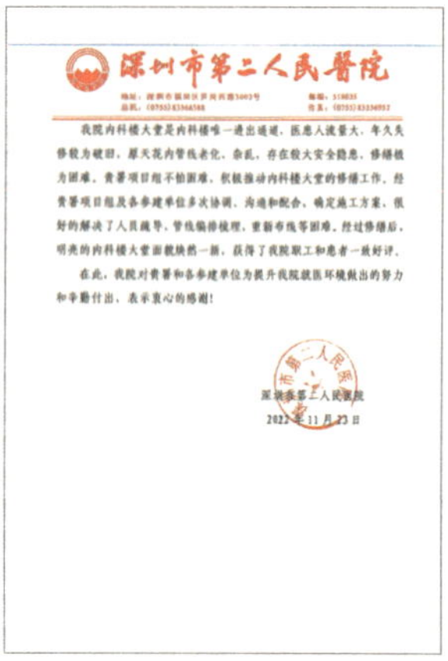
深圳市第二人民医院

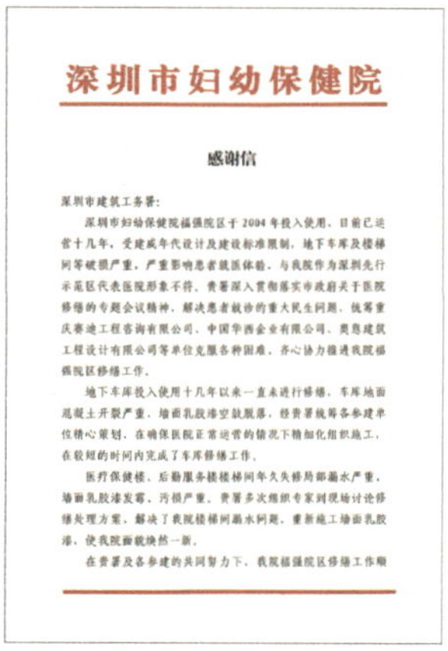

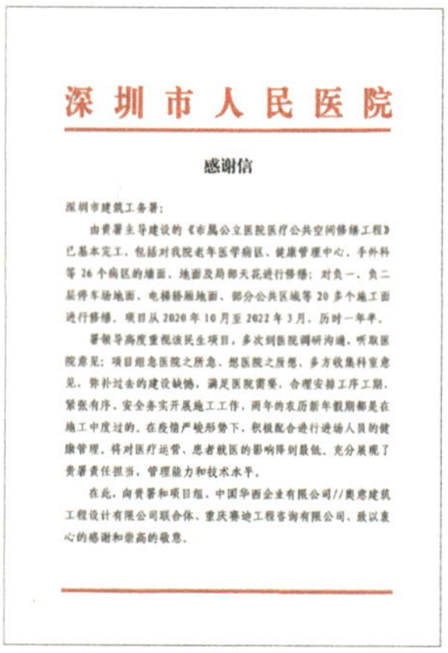

深圳市第二人民医院感谢信

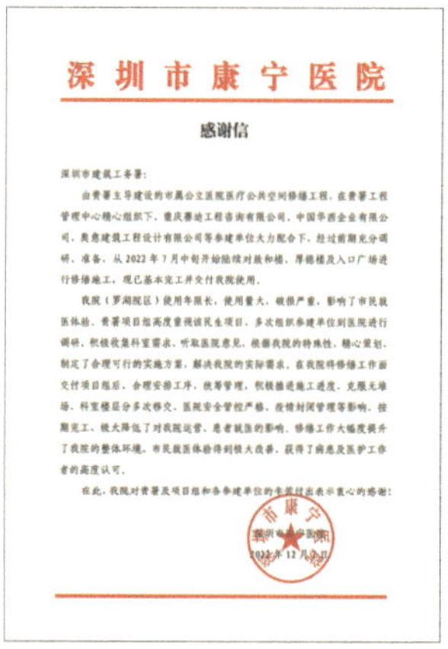
深圳市康宁医院

感谢信

深圳市康宁医院感谢信

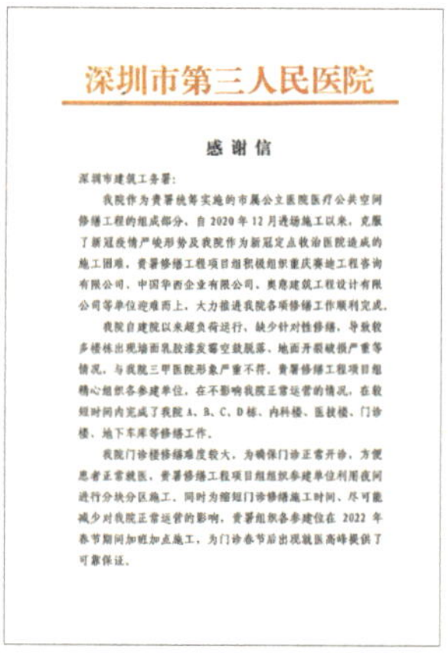
深圳市第三人民医院

感谢信

深圳市第三人民医院感谢信

图 B-2 使用单位发来的感谢信

参考文献

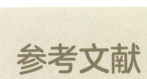

［1］包剑剑，苏振民，佘小颉.精益建造体系下BIM协同应用的机制及价值流［J］.建筑经济，2013（6）：95-98.

［2］丁倩.基于DEA方法的建筑业投资有效性评价［D］.合肥：合肥工业大学，2014.

［3］丁士昭，杨胜军.政府工程怎么管［M］.上海：同济大学出版社，2015.

［4］傅道春.建筑业企业项目群管理模式研究［D］.上海：同济大学，2006.

［5］刘葛羽.前海城市新中心基础设施项目集群管理研究［D］.深圳：深圳大学，2021.

［6］陆卫东.工程建设项目沟通管理［J］.城市建设理论研究（电子版），2011，000（017）：1-3.

［7］马国丰，尤建新.关键链项目群进度管理的定量分析［J］.系统工程理论与实践，2007，27（9）：54-60.

［8］王祎望，杜纲，齐庆祝.项目群管理模式研究［J］.西安电子科技大学学报（社会科学版），2004，14（3）：75-79.

［9］周国华，张羽，李延来，等.基于前景理论的施工安全管理行为演化博弈［J］.系统管理学报，2012，21（4）：501-509.